国家自然科学基金面上项目资助:基于 RSSCAN 步态系统探讨太极拳姿势训练促进脑卒中偏瘫患者步态康复的生物力学机制研究,项目号:81673894。

北京中医药大学重点攻关项目资助:太极拳姿势训练促进脑梗死恢复期运动功能障碍康复关键技术的疗效研究和机制探索,项目号:2020-JYB-ZDGG-112。

U0658798

太极拳

姿势训练技术与脑卒中康复

李宗衡 编著

人民卫生出版社
·北 京·

图书在版编目（CIP）数据

太极拳姿势训练技术与脑卒中康复 / 李宗衡编著
. —北京：人民卫生出版社，2022.11
ISBN 978-7-117-33849-3

Ⅰ.①太… Ⅱ.①李… Ⅲ.①太极拳—姿势②脑血管
疾病—康复 Ⅳ.①G852.11②R743.309

中国版本图书馆 CIP 数据核字（2022）第 195363 号

| 人卫智网 | www.ipmph.com | 医学教育、学术、考试、健康，购书智慧智能综合服务平台 |
| 人卫官网 | www.pmph.com | 人卫官方资讯发布平台 |

太极拳姿势训练技术与脑卒中康复
Taijiquan Zishi Xunlian Jishu yu Naocuzhong Kangfu

编　　著：李宗衡
出版发行：人民卫生出版社（中继线 010-59780011）
地　　址：北京市朝阳区潘家园南里 19 号
邮　　编：100021
E - mail：pmph @ pmph.com
购书热线：010-59787592　010-59787584　010-65264830
印　　刷：三河市宏达印刷有限公司（胜利）
经　　销：新华书店
开　　本：710 × 1000　1/16　印张：12
字　　数：203 千字
版　　次：2022 年 11 月第 1 版
印　　次：2022 年 11 月第 1 次印刷
标准书号：ISBN 978-7-117-33849-3
定　　价：69.00 元

打击盗版举报电话：010-59787491　E-mail: WQ @ pmph.com
质量问题联系电话：010-59787234　E-mail: zhiliang @ pmph.com
数字融合服务电话：4001118166　E-mail: zengzhi @ pmph.com

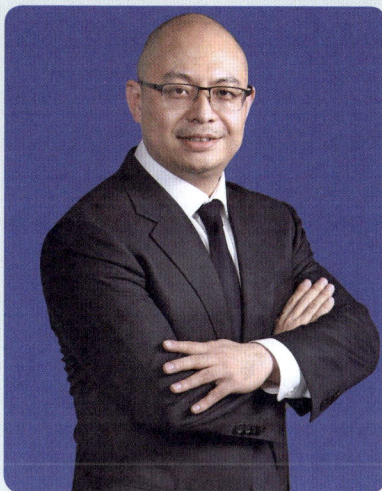

李宗衡，主任医师，硕士研究生导师，北京中医药大学东直门医院综合康复科主任，北京市中医管理局重点专科康复科学术带头人，东直门医院综合康复科主要创建人。主持国家自然科学基金，国家中医药管理局中医临床研究基地建设项目，北京中医药大学重点攻关等多项课题；作为主要研究人员获得中华中医药学会科学技术奖一等奖 1 项，教育部科技进步奖二等奖 1 项，北京市科技进步奖三等奖 2 项；获得国家专利 4 项；发表国内外学术论文 40 余篇。

专业方向：长期从事卒中后康复评价和中西医结合康复技术的研究；运动障碍评价；运动损伤的中西医结合康复方案的研究。

社会兼职：
世界中医药学会联合会脑病专业委员会常务理事
中国中医药信息学会脑病分会副会长
中华预防医学会残疾预防与控制专业委员会委员
中国康复医学会康复机构管理专业委员会委员
中华中医药学会养生康复分会委员
中国卒中学会中西医结合分会委员
北京中医药学会养生康复专业委员会副主任委员
北京医师协会中西医结合医师分会康复学组副组长
北京神经内科学会中西医结合专业委员会常委
北京中西医结合学会康复专业委员会常委
北京康复医学会常务理事
北京市科学技术委员会生物医药和医疗卫生领域专家
健康北京行动专家咨询委员会委员

前言

　　太极拳具有源远流长的历史,是以中国传统儒、道哲学中的太极、阴阳辩证理念为核心思想,结合易学、中医经络学、古代的导引术和吐纳术形成的一种内外兼修、刚柔相济的中国传统拳。太极拳作为一种集颐养性情、强身健体、技击对抗等多种功能为一体的传统武术功法广为流传。太极拳在我国乃至全世界都被人们所喜爱,美国《时代周刊》将中国古代的太极拳运动喻为完美运动。

　　作为当今医学界研究的重点疾病之一,脑卒中是全球范围内第一大的致残病因,其导致的运动功能障碍严重影响患者的生活质量。中国每年脑卒中的发病率高达 116~219/10 万,并且呈现逐年上升的趋势,成为一个重大的社会公共卫生问题。脑卒中后偏瘫患者的肢体功能康复对患者日常生活质量和社会交往能力的提升都具有重要意义。目前国际公认的脑卒中后康复技术仍为经典的神经发育疗法(Bobath 技术)和本体感觉神经肌肉促进技术(PNF 技术)等西方康复技术,国内在具有自主知识产权的脑卒中康复技术方面相关研究较少。

　　中医特色技术在脑卒中后运动功能障碍康复方面具有良好优势。太极拳作为中国文化的重要组成部分,在世界范围内有广泛的群众基础。太极拳的临床应用已经得到广泛认可。半个多世纪以来,国内外学者分别从医学、养生学、心理学和生物力学等多个角度对太极拳进行了大量研究。尤其在 2010 年和 2012 年国际顶尖医学杂志 New England Journal of Medicine 上刊登了太极拳干预治疗纤维肌痛和帕金森病的报道之后,太极拳的临床应用价值更是得到了医学界的广泛关注和认可。

　　本书作者经过前期多年的临床实践和基础研究,结合脑卒中偏瘫患者的功能障碍,将太极拳的套路招式进行了简化、分解和改良,总结成促进脑卒中后运动功能障碍康复的关键技术,取名为太极拳姿势训练技术(Tai Chi Postural Training,TPT),使之能够应用到脑卒中全程康复中,适用于脑卒中后不同功能障碍分期的患者。书中介绍了太极拳姿势训练技术的定义、关键技术内涵、促进脑卒中康复的理论基础,并围绕着脑卒中后主要运动功能障碍选取了化裁后太极拳中的特定招式进行详细的讲解和分析。

本书的出版将为康复医学、中医学人员提供一种应用于脑卒中后肢体运动功能障碍康复的新技术,将为脑卒中偏瘫康复提供新思路,为脑卒中患者的社区康复和家庭康复提供行之有效、简便易行的适宜技术。

传统太极拳的基本招式及动作要领参考国家体育总局制定的24式简化太极拳。太极拳拆招的动作演示参考《简化太极拳 / 健康活力唤醒系列》(刘海飙,吴大才主编,化学工业出版社出版)。本书中有关 PNF 技术的相关内容参考《实用 PNF 治疗(第二版修订版)》(Susan S. Adler,Dominiek Beckers,Math Buck 主编,刘钦刚主译,云南科技出版社出版)。在这里感谢这两本书的作者和主译人员。

还需要特殊说明的是本书中所涉及的大部分太极拳训练姿势和方法并非标准简化太极拳招式的演练,而是作者根据脑卒中患者功能障碍的实际情况对传统太极拳进行了化裁后的变式,目的是便于脑卒中患者练习和促进其运动功能康复。简化太极拳的标准招式读者可以参考相关专业书籍。本书作者没有接受过太极拳的专业训练,在对部分太极拳动作的演示时可能不规范。本书所阐述的太极拳姿势训练是一种康复技术,在太极拳招式的标准执行上更加宽泛化,通过对这种技术的理解,康复专业人员可以结合自己的临床经验,根据患者的个体化情况进行姿势的重新设计,从而更好的达到促进脑卒中患者运动功能康复的目的。

李宗衡

2022 年 1 月于北京

目录

第一章

太极拳姿势训练技术的定义和关键技术内涵

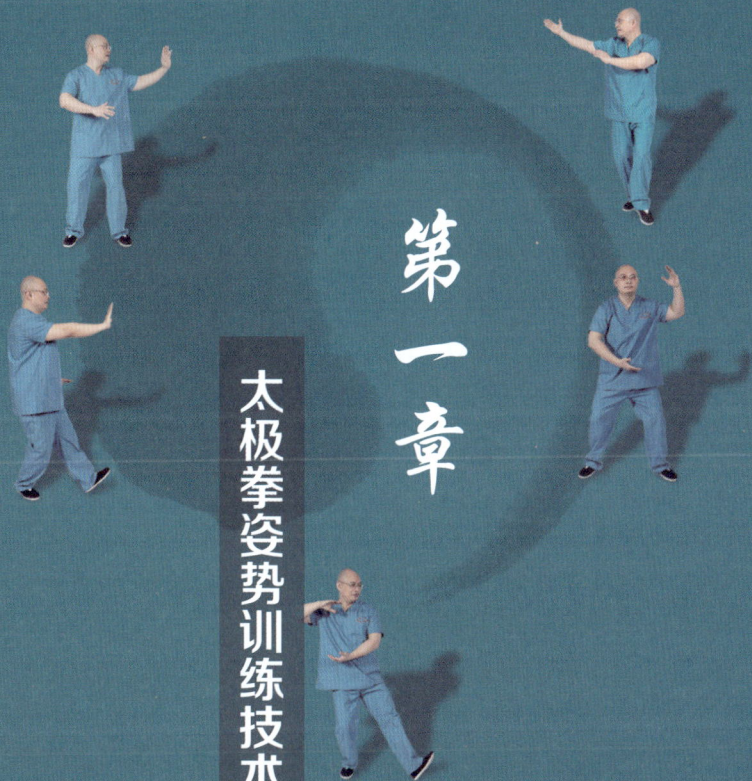

脑卒中后患者肢体瘫痪，丧失了运动能力。由于损伤的是中枢神经，患者主要表现为正确运动模式的丧失，肌张力的变化，运动协调性和平衡功能的丧失，而这些功能障碍往往恢复起来较为困难。

现代康复技术中已经有很多有效的并正在推广应用的康复方法，比如神经发育疗法（Bobath 技术）、本体感觉神经肌肉促进技术（PNF 技术）、运动再学习方案、多种感觉刺激疗法（ROOD 技术）等。但这些方法更多强调单一动作的训练，早期不主张复合动作训练，缺乏较为系统的平衡和协调性训练，有很大的局限性。人类通过不断对人体运动功能的研究和分析发现，生活中的每一个动作都需要人体各块肌肉进行相应的感觉和不断记忆，单一动作的训练无法完成全身肌肉的记忆强化，尤其是人们在日常生活中必需的行走、负重、平衡调整等运动能力更需要全身运动系统的参与。脑卒中患者中枢运动支配能力的下降和肌肉运动模式的记忆丧失，使得这些日常生活动作无法完成。单一动作的练习不能同时调动全身肌肉的参与和记忆激活，这使得脑卒中患者恢复这些功能的效果并不理想。

太极拳强调动静结合，强调动作的舒展、流畅，强调下肢力量与平衡。习练太极拳时，四肢和躯干要同时完成协调动作，一呼一吸也要同步。太极拳中很多招式都是左右对称性的动作，可以对双侧肢体同时训练。太极拳在习练过程中，上肢行拳走的是弧形的路线，双腿动作一虚一实，要求时刻掌握身体重心的转移和控制。太极拳更注重形意结合，即动作随着意念而动，人体在精神高度集中时，可以排除杂念，使中枢神经系统功能得到最佳调节。

基于太极拳功法能较好改善人类运动能力这一方面的作用，很多学者对太极拳应用于脑卒中后康复的理论基础进行了系统分析。太极拳的习练过程中强调身心放松，这与脑卒中偏瘫康复的"松""静"理论相合；太极拳要求习练者意念集中、意气相合，这与脑卒中偏瘫康复过程中要求患者"有意注意"自身动作的宗旨一致；太极拳强调以腰为轴的整体运动，而脑卒中偏瘫康复过程中同样重视腰背和躯干肌肉的整体锻炼；太极拳强调以柔克刚，而脑卒中偏瘫患者联带运动期的康复过程中尤其注重"催僵化柔"的手法应用；太极拳中"云手""白鹤亮翅"等多个以肩、肘、腕关节为轴的环转运动，与现代康复的部分运动治疗和作业治疗动作类似，很多招式的运动轨迹与现代 PNF 技术相近；太极拳中的静态桩功动作，与脑卒中偏瘫康复过程中的立位平衡和患侧负重锻炼动作有不谋而合之处。

　　太极拳的招式并非是我们生活中的动作,但这种复合动作包括了关节、肌肉和空间重心转移、平衡的强化训练。尤其是强调形意结合,"牵一发而动全身",有利于恢复中枢 - 外周的神经运动调控能力。太极拳中的招式要求全身各部位肌肉的联合参与,有很多动作都是主动肌群和拮抗肌群的共同训练。这些肌群的共同训练强化了完成动作的整体肌肉记忆,并可以有效地抑制肌肉的张力变化。太极拳的这些特定姿势的训练所带来的运动能力的改善在脑卒中患者康复中能起到意想不到的效果。

　　另外,太极拳姿势训练有一个明显的优势是我们容易忽视的。传统太极拳传播广泛、易于接受,无论国内、国外都非常普及,人们平时通过各种媒体渠道耳闻目染,对这一运动形式在大脑中建立了形象化的记忆,与其他康复技术特殊设定的刻板姿势相比更易理解和接受。

　　当然,针对脑卒中后患者,太极拳功法的演练实在是太难了,有的甚至根本无法完成。现在国内外对于太极拳在脑卒中后康复中的应用,已经开展了很多尝试性的研究。美国一些康复机构将太极拳的功法引入到脑卒中康复中,作为一门脑卒中后患者的学习课程,但只针对运动能力恢复很好的患者,而且也仅仅是姿势的模仿,并不强调姿势的有效控制和训练。传统太极拳本身并不是一种非常容易学习的武术功法,对于正常人尚不能很好掌握,更何况是脑卒中后偏瘫的患者。至于让严重的脑卒中卧床患者练习太极拳,似乎听起来有些天方夜谭。如何将有效的太极拳功法应用到脑卒中患者康复中来一直是中医康复学的难题。

　　作者针对太极拳应用于脑卒中后偏瘫患者在运动功能和平衡功能障碍方面康复的临床研究已经持续了多年,结合并不是所有患者均能进行太极拳套路训练的实际情况,作者将太极拳的套路招式进行了简化、分解和改良,使之成为一套能够让脑卒中偏瘫患者练习的康复技术。取名为太极拳姿势训练技术(Tai Chi Postural Training,TPT)。通过对太极拳上下肢、躯干等特定姿势的调整、简化和分解训练,结合治疗师的辅助和适度抗阻训练,能够适用于脑梗死后不同功能障碍分期的患者。

　　太极拳姿势训练技术,顾名思义,取自我国传统功法太极拳。以太极拳功法的招式和拳义为基础,对传统太极拳招式进行改良和化裁,利用静态、动态的姿势控制训练,促进脑卒中患者运动功能障碍的康复。

　　太极拳有很多不同的流派,如陈氏、杨氏、吴氏等等,但它们的大体精髓是一致的,姿势上的变化也是殊途同归。作为脑卒中后肢体功能的康复技术,作者不强调太极拳的流派,首先重视的是姿势对于肢体运动功能的有效训练,所以选用的是国家体育总局制定的 24 式简化太极拳,而这一套路其实更多是取自杨氏太极拳。杨氏太极拳动作更为舒展、流畅,速度均匀,跳跃动作少,更适合做康复训练。确定标准套路后,如何对其进行改良从而使其作为一种适用于脑卒中后偏瘫的康复技术,先要根据传统太极拳功法确定改良后太极拳姿势训练技术的内涵和关键技术要点。

太极拳功法的内涵丰富,不只是有招式的演练,更有功法的修炼,是一门内外兼修的武术形式。改良后的太极拳姿势训练技术,也同样有自己的重要内涵和关键技术。(见图 1.1)作者将传统太极拳的内涵提炼成两部分,分别为"式"和"劲",作为太极拳姿势训练技术的内涵和指导原则,以便应用于脑卒中后运动功能和平衡功能障碍的康复训练。(见图 1.2)

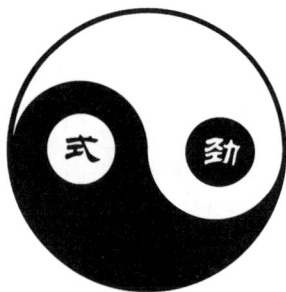

图 1.1 太极拳姿势训练技术的关键技术内涵

所谓"式",即太极拳套路演练中的招式。这些太极拳中的招式蕴含了对人体运动功能和平衡功能的训练。太极拳中的招式丰富多彩,包含了各种动作姿势,动静结合;招式大多为左右对称;始终以躯干为轴;姿势以画圆为基础,开合并举。这些是太极拳招式演练的特点。其中蕴含了针对脑卒中运动功能障碍的功能训练,太极拳特有的姿势开合画圆,每一个动作都体现了多关节参与协同运动,纠正联带运动模式,同时增加关节灵活性训练;轴向运动强化了核心肌群训练;左右姿势对称强化健、患侧同步训练,有利于正确运动模式输入,双侧交替训练提高协调性。太极拳套路的各种招式包含了日常生活功能需要的所有运动轨迹,很多姿势还可以诱发和强化大脑皮层水平的神经反射。

太极拳姿势训练关键技术阐述

"式" ← 太极拳的内涵 → "劲"

招式演练   姿势控制

招式演练：
- 姿势开合画圆
- 以躯干为轴
- 姿势左右对称
- 内含各种招式

太极拳姿势控制训练技术关键技术内涵

1. 根据患者的运动能力调整姿势的难度。
2. 较重患者分解姿势训练，上下肢分开习练，左右侧分开习练，卧床、坐位姿势习练，康复师可以辅助完成标准姿势的习练。
3. 不强调套路训练。
4. 同一姿势控制训练，根据不同患者不同的功能障碍，通过调整姿势改变训练重点。
5. 通过太极姿势的辗转腾挪强化重心转移训练和平衡训练。
6. 通过太极下肢姿势的控制强化肌力和耐力，提高心肺功能。

姿势控制：
- 姿势的辗转腾挪
- 动作舒缓匀速
- 屈膝站桩
- 藏劲蓄势待发
- 太极推手

太极拳特有的姿势开合画圆每一个动作都体现了多关节参与协同运动，纠正联带运动模式同时增加关节灵活性训练。
轴向运动强化了核心肌群训练。
左右姿势对称强化健患侧同步训练，有利正确运动输入，双侧交替训练提高协调性。
太极拳套路内含各种招式包含了日常生活功能需要的所有运动轨迹。部分姿势还可以诱发大脑皮层水平反射。

太极拳姿势中的辗转腾挪强化了重心的转移训练。
动作的舒缓匀速控制缓解肌张力。
屈膝站桩强化下肢负重。
姿势的蓄势待发是主动肌群和拮抗肌群共同参与。
太极推手是抗阻训练，同时远端阻力可以增加本体感受刺激。
力量训练和耐力训练改善心肺功能。

选取主要动作

起势、野马分鬃、云手、搂膝拗步、倒卷肱、左右穿梭、白鹤亮翅、收势等

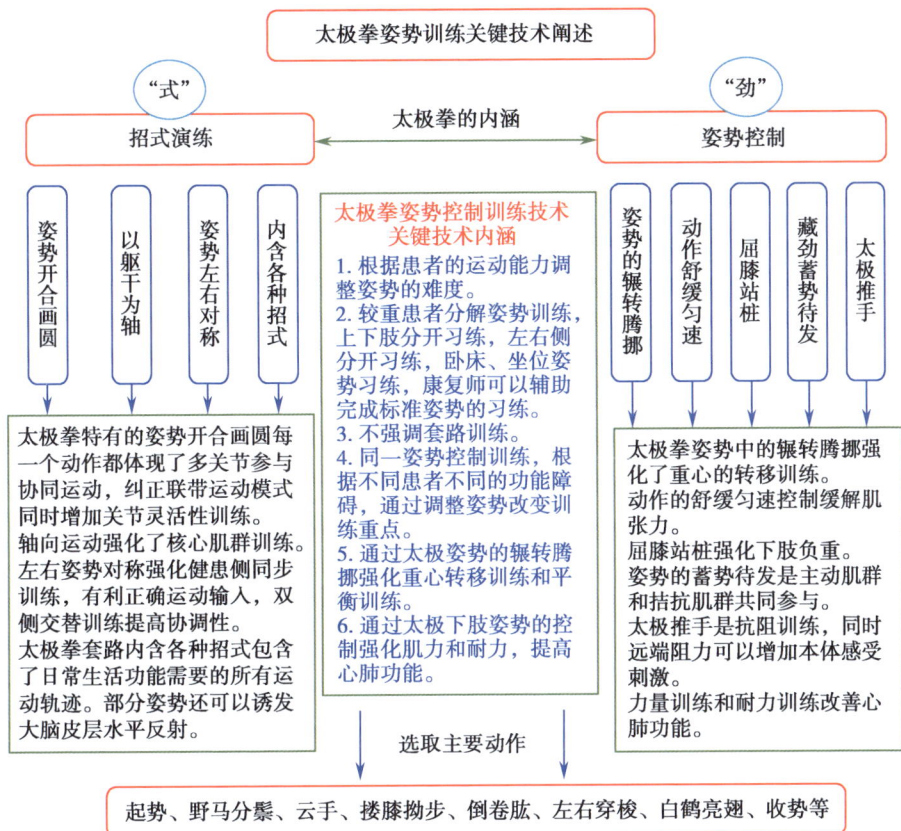

图 1.2 太极拳姿势训练技术的关键技术阐述

    传统太极拳表面上看是一些姿势、动作的连贯组合，但其实这些姿势动作中还蕴含了内劲。与其他传统武术一样，讲究这些动作的如何"使劲"，这才是传统武术的精髓。作者通过对太极拳所展示的"劲"进行分析，汲取其对运动的控制要求，形成改良后太极拳姿势控制的关键技术。太极拳姿势中的辗转腾挪强化了重心的转移训练。太极拳招式要求舒缓匀速，动作全程的控制要求主动肌群和拮抗肌群很好的协调运动，这不但强化了运动能力，也可以缓解肌张力。太极拳有桩功训练，是其基本内功训练之一，属于太极拳姿势训练技术中"劲"的内涵，一方面强化下肢负重，另一方面加强了膝关节控制，纠正脑卒中后的膝反张。太极拳在姿势的演练中动作伸展时关节很少完全伸展，讲究蓄势待发，或画圆时要带着"膨劲"，这些都要求主动肌群和拮抗肌群共同参与，可以有效促进卒中后患者肌群协调性功能障碍的康复。太极推手同样是传统太极拳的基本功法，讲究习练的双方通过上肢及手的接触和用力，以及下

肢不断变化的重心控制,感知对方力的虚实和身体重心的位置。在脑卒中患者康复中,作者将太极推手作为一项抗阻训练,患者通过上下肢的共同参与,强化了重心的控制和平衡能力;同时通过治疗师给予患者上肢远端阻力的不断变化,可以增加本体感觉刺激。

较长时间习练太极拳,进行姿势控制训练,尤其是关键点的反复强化,是很耗费体力的,长期的习练是一项力量和耐力的组合训练,同样可以改善心肺功能。

依据技术强调的"式"与"劲"内涵,要根据脑卒中患者的运动功能障碍水平对传统太极拳进行相应的改良和调整,使不同功能障碍水平的脑卒中患者都能进行太极拳姿势训练。改良的宗旨是利用太极拳的姿势和步法的训练,改善脑卒中后运动功能障碍。它包含几个方面的改良:第一,根据患者运动能力调整姿势的难度,比如调整姿势训练的重心位置,关节屈伸角度等。第二,分解姿势训练,根据患者的运动能力,将传统太极拳姿势分解成阶段动作,如单肢动作或上肢、下肢分解动作。第三,太极拳中非左右对称的招式,根据偏瘫侧的不同,重新设定姿势左、右互换训练。如:"起势"负重腿的左右转换,单鞭上、下肢动作的左右转换。第四,改良部分太极拳功法中的姿势,使其更利于脑卒中后患者的运动功能障碍康复,如在踝关节控制训练中,将太极拳传统姿势中的一些足尖点地的动作改良为足跟着地;在强化腕关节背屈的训练中,在"云手"的上肢招式中,加入立掌和外推的训练。第五,同一姿势通过调整姿势控制改变训练重点,可以针对不同功能障碍的患者,如左右"野马分鬃",针对踝关节背屈差,强调重心前倾和后移时足踝部的受力控制变化,并刻意延长足踝运动的时间和频次;针对膝关节或髋关节屈曲障碍的患者,则更强调膝关节和髋关节的屈曲角度,同时加强股四头肌的训练。第六,尤为重要的一点,也是太极拳技术的重点和关键,姿势的设定一定是一组多关节的复合动作训练,而非单一关节训练,在改良的太极拳姿势训练技术中是至少3个关节以上参与的复合训练。结合现代康复的发展和研究,更多的复合动作训练才能更好地改善患者的运动功能障碍,并且改善肌张力。当然这里所说的运动模式决不是联带运动模式,太极拳姿势训练技术的所有运动方式都是分离的运动模式。

太极拳姿势训练的习练要求:

首先是对习练方法的实际调整。在太极拳姿势训练过程中,不强调患者完成准确的姿势套路和连贯的前后动作,而是根据患者的实际运动能力降低姿势难度,不以达到标准招式为训练目标,而是起到针对功能障碍点的康复作用即可,进行姿势分解训练和阶段训练。整个习练过程中的主旨要领为由易到难。患者在具体习练过程中,从健侧运动开始,逐渐转向患侧运动,使患侧逐渐适应负重训练;从部分完成姿势开始,逐渐达到标准动作姿势,在患者逐渐掌握动作要领的基础上再进行整体连贯训练;先从小幅度姿势控制训练开始,逐渐提高训练难度;对于平衡协调功能较弱的患者,先从固定动作的静态训练开始,在强化静态运动的基础上开始动态姿势训练。在实际习练中,借助匀速舒缓的动作来抑制肌肉痉挛,提高运动能力,进而诱发相应的皮层神经反射发育,促进偏瘫运动功能康复。

　　比如,太极拳中的"云手"动作,我们分解为单侧上肢"云手"动作、双侧上肢"云手"动作、单侧上肢"云手"联合躯干旋转动作、双侧上肢"云手"联合躯干旋转动作、"云手"单侧下肢动作、"云手"双侧下肢动作联合重心转移训练、单侧上下肢"云手"动作、标准"云手"训练、连续"云手"训练、抗阻"云手"训练等不同"云手"姿势训练方式,适用于从卧床期到站立、行走期的不同分期患者。通过治疗师参与的辅助被动"云手"姿势控制训练和辅助主动"云手"姿势控制训练,直到抗阻训练,可以针对从迟缓期到分离运动期的不同肢体功能障碍的脑卒中患者。

　　其次是对脑卒中偏瘫患者下肢力学特征的针对性习练。前期研究已经证实,脑卒中偏瘫患者的下肢生物力学改变主要集中在平衡曲线、重心转移曲线、足底压力冲量、足轴角等力学指标。根据患者力学改变特征针对性选择太极拳姿势,能够在增强关节肌肉功能的同时,加强足踝背屈训练,强化正确的重心转移训练,改善患者前冲步态的异常运动模式。

　　最后是尽早开始复合动作的训练。在卧床期就开始太极拳姿势的训练,就是为了早期输入患者复合运动的训练模式。我们不必担心过早的复合动作训练会加重痉挛或诱发错误的运动模式。传统太极拳的招式具有先天的运动能力康复优势,这些招式要求全身各部位肌肉的联合参与,尤其是躯干和上下肢的同步训练,特定的运动轨迹有效避免了联带运动模式和痉挛的产生,强调了完成动作的人体整体功能的康复。早期复合动作训练是提高脑卒中患者日常生活能力有效的康复途径,太极拳姿势训练为实现这一途径提供了可操作的、有效的康复技术。

　　需要指出的是,在脑卒中康复的神经反射发育理论方面,太极拳姿势训练技术与 Bobath 等技术是有不同认识的。在太极拳姿势训练技术中,针对脑卒中患者,我们既要重视神经反射发育理论的应用,比如对于高级皮层反射的诱发和原始反射的抑制,同时又不能拘泥于其发育顺序理论。作者认为脑卒中患者虽然脑部受到损伤而导致功能障碍,但其大脑总体认知水平仍然很高,应尽早唤醒其运动整合功能,而不是从简单运动模式开始的康复训练。所以太极拳姿势训练技术强调早期床上的复合关节运动训练,这本身也是太极拳招式的多关节运动模式。在长期的脑卒中临床康复中,我们发现患者早期虽然更容易完成简单分离运动的训练,但后期在日常生活动作训练和步行训练中前期的康复效果并不理想。痉挛性偏瘫患者表现更为突出,一旦患者需要进行复合运动训练时,康复进展变得缓慢,负重行走的痉挛步态很难得到纠正,表现为顽固的膝过伸、足内翻,从而使平衡和运动协调性难以康复。基于对脑卒中后脑损伤的分析和太极拳姿势训练技术临床实践的反馈,作者提出早期复合运动输入的训练原则和方法,不完全遵循神经反射发育理论。在具体的康复过程中,尤其是手功能和一些高级皮层反射的诱发训练中,也不一定遵循从近端到远端的顺序,而是更强调远端对中枢的反馈刺激和感觉统合。总的原则是早期唤醒大脑的运动整合能力,早期恢复复杂轨迹的运动记忆。我们认为这样更利于将来步态的纠正和运动协调性的恢复,对日常生活能力的恢复意义重大。当然这一理论和其指导下康复训练还需要更大样本量和更长时间的研究去验证。

作者应用现代康复理论对传统太极拳的招式和习练方式进行了改良,从而形成了太极拳姿势训练技术。但归根结底这一技术根植于传统太极拳,其姿势和动作演练仍然执行传统太极拳功法的要义,可以看作是传统太极拳功法应用于现代运动功能障碍康复的一种表现形式。

第二章

『起势』与『收势』——站立与步行的基础训练

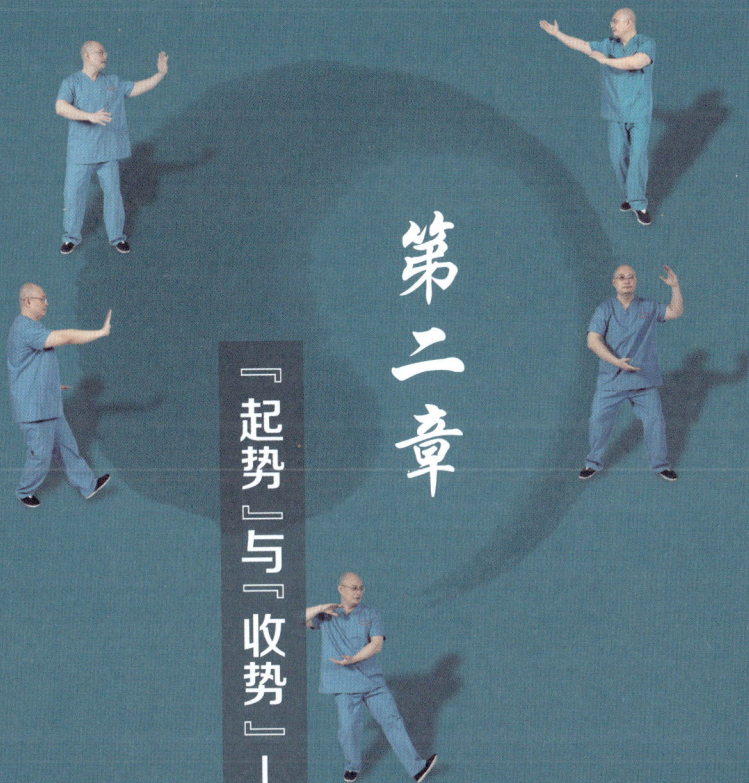

太极拳的"起势"与"收势"连在一起可以看成是一个闭环动作，即起势的结尾是"收势"的开始，"收势"的结尾亦是"起势"的开始。所以在卒中后肢体训练中，把它们放在一起训练和讲解。"起势"和"收势"虽然看起来简单，却蕴含着很多的关键训练点，我把这一太极拳的起始和结束动作扩展了很多变式，作为脑卒中患者站立和行走的基础训练。

我们先来看这两个姿势在太极拳中的标准演练："起势"时，头正立，腰部挺直，背部收紧，下颌微收，双肩下沉，双手自然下垂放在身体两侧，双足并拢，双膝关节轻度屈曲。吸气，重心移到右下肢，上身保持不动，左脚脚尖提起，离开地面平行向左迈出，与肩同宽或略宽于肩，左脚尖点地。（见图2.1）呼气，左脚踏实地面，重心转移至两脚中间，双膝轻度屈曲。（见图2.2）吸气，双上肢抬起，肩关节屈曲90°，肘关节微屈，掌心向下。（见图2.3）收势时，在起势的结尾动作基础上，双手缓慢下落，自然停于身体两侧，重心平移至右腿，提左脚脚跟。（见图2.4）然后左脚抬离地面，水平内收，足尖着地，双足并拢，左脚踏实地面，重心转移至两脚中间，双膝伸展。（见图2.5）

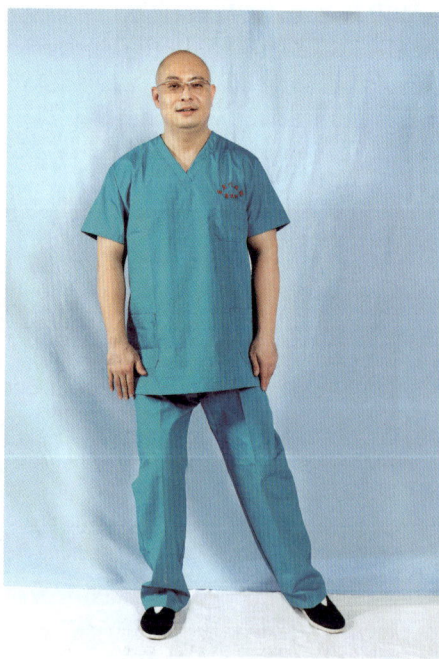

图2.1 右下肢负重，左腿水平向外迈出一步，左脚尖点地

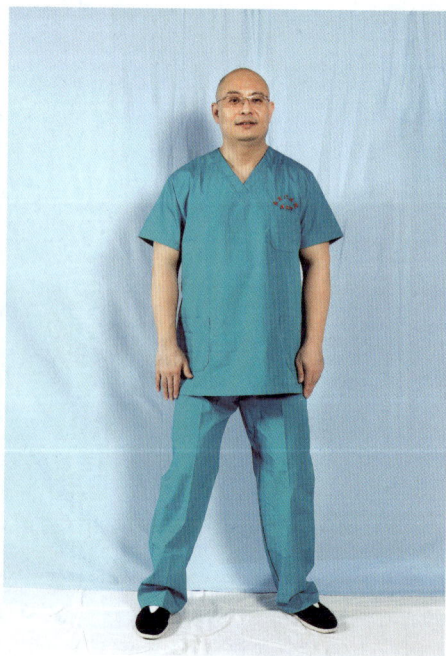

图2.2 左脚踏实，重心转移至两脚中间

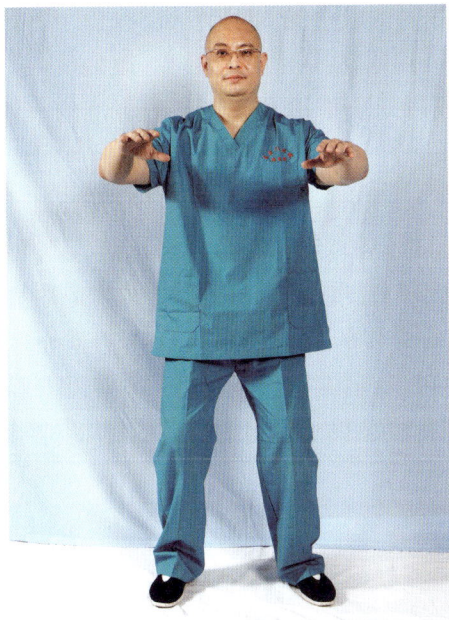

图 2.3 双上肢抬起,肩关节屈曲,
肘关节微屈

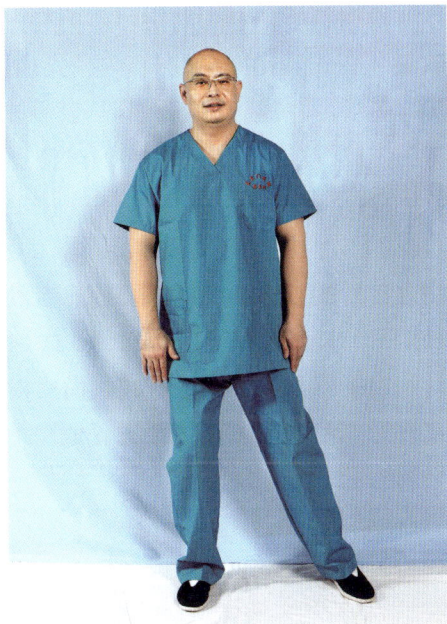

图 2.4 双手放于身体两侧,重心平移
右下肢,提左脚脚跟

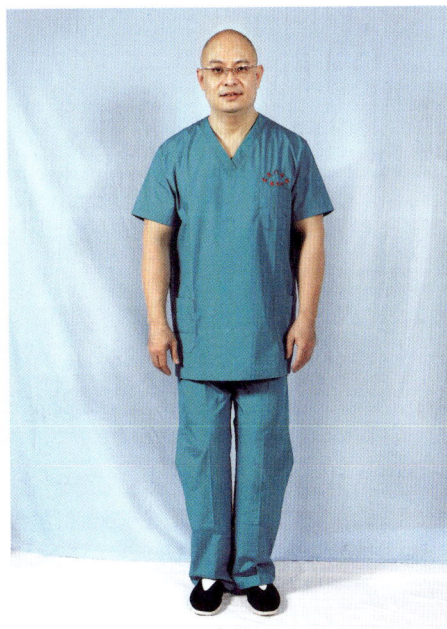

图 2.5 左脚收回,双足并拢,左脚踏实地面,
重心转移至两脚中间

　　根据脑卒中患者功能障碍的特点,我对太极拳的"起势"和"收势"做了改良和变式。比如标准"起势"先横向跨步,踏实后才双肩平举;改良后"起势"在双足并拢、双膝微屈时,就要求双肩同步平举。(见图2.6)标准的"收势",先放下双臂,再跨步收回;改良后跨步收回,双足并拢,双膝伸展时再同步放下双臂。改良后,在上下肢的动作配合上,强调膝关节屈曲与肩关节屈曲同步,膝关节伸展与肩关节伸展同步。在标准起势时要求"上半身保持不动",而在改良后的姿势训练中需要让患者的躯干向着重心的方向倾斜,尤其是骨盆和上身的同步移动。(见图2.7a)这是非常必要的,要早期输入正确的重心移动和控制感觉。"足跟先抬起,而后横向迈步,足尖先着地",这一横向迈步形式改为"足尖先抬起,足跟先着地"。(见图2.7b、图2.8)目的是强化背屈,抑制早期的足跖屈内翻。

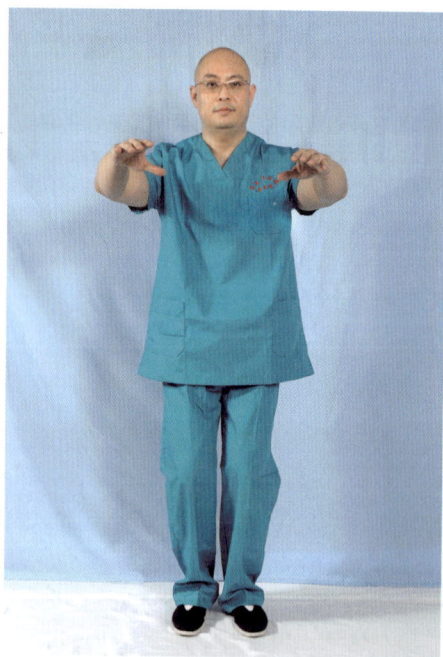

图2.6 "起势"变式,双足并拢,双膝轻度屈曲,双肩同步平举

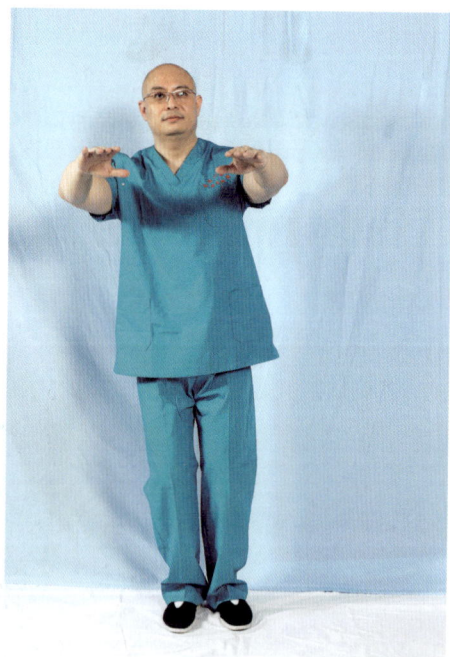

图2.7a "起势"变式,双足并拢,双膝微屈,肩关节平举,重心转移右下肢,上身同步向右倾

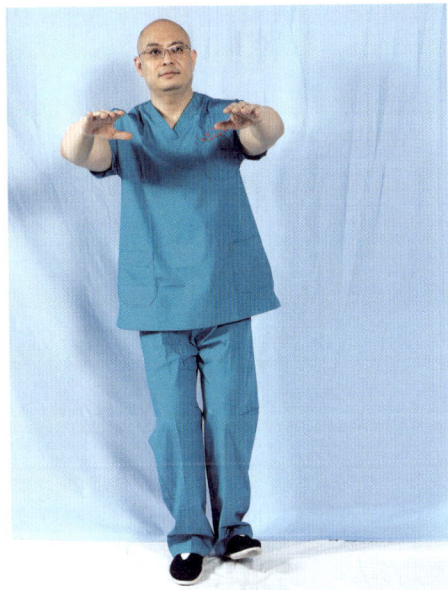

图 2.7b "起势"变式,双膝微屈,双上肢平举,重心向右侧转移,上身同步右倾,左足尖抬起

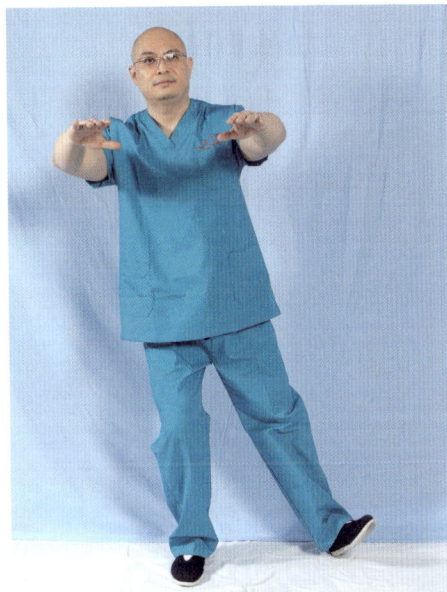

图 2.8a "起势"变式,双肩平举,右膝微屈负重,左足横向迈出一步,足跟着地,左足背屈

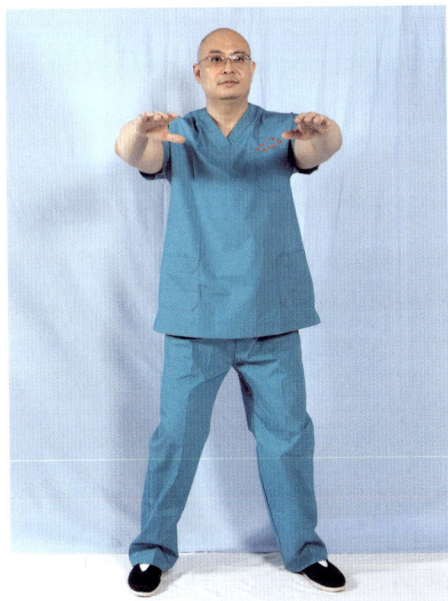

图 2.8b "起势"变式,双上肢平举,左足踏实,双膝微屈,重心转移两腿中间

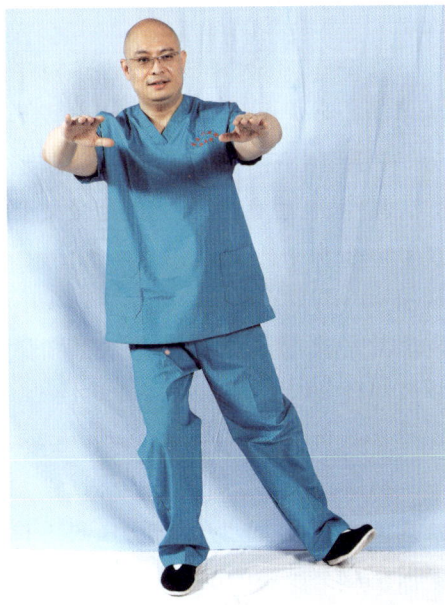

图 2.8c "收势"变式,双上肢平举,重心重新移回右下肢,右膝微屈,身体向重心侧倾斜,左足尖抬起,足跟着地

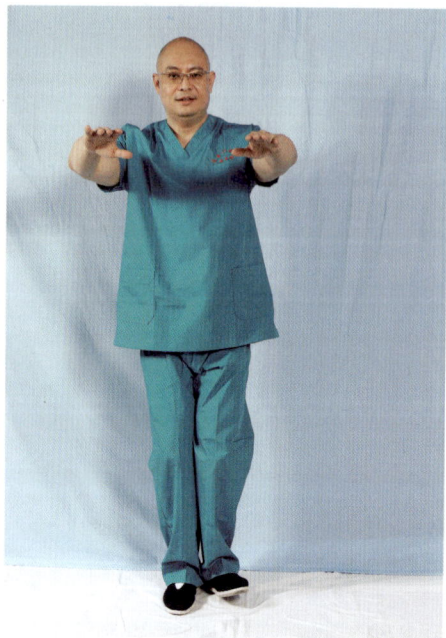

图 2.8d "收势"变式,双上肢平举,左足跨
回,足跟着地,双足并拢,双膝微屈

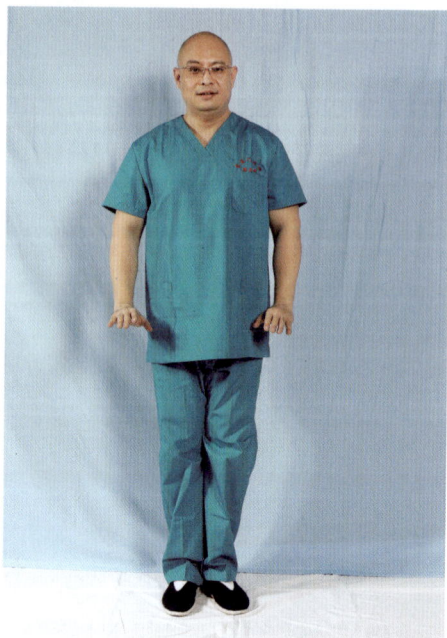

图 2.8e "收势"变式,左足踏实,双足并拢,
双膝伸直,双上肢自然放下于身体两侧

　　强调健、患侧同步姿势训练对于卒中患者早期功能障碍康复尤为重用。为了能让卧床患者尽早接受太极拳姿势训练,作者从改良后的"起势"与"收势"中引申出三个床上早期训练的动作。

　　动作一:患者平卧,健侧足交叉于患侧足下部,患者健侧上肢与患侧上肢手呈 Bobath 握手样交叉,或健手握住患手腕部,以健侧上肢带动患侧上举,肩关节屈曲 90°,与躯干呈垂直位保持。(见图 2.9)嘱患者将下肢蜷起来,治疗师可以辅助患者完成下肢同步屈曲髋关节和膝关节。(见图 2.10)完成动作后,嘱患者将下肢伸直,患者双下肢伸展,即回到起始位置。再嘱患者将双上肢放于腹部,可保持 Bobath 握手,这一动作训练完成。(见图 2.11)重复以上动作反复训练。

　　动作二:融入"起势"与"收势"理念的改良桥式运动训练。既往患者做桥式训练时,往往为双上肢 Bobath 握手,双侧肩关节屈曲 90° 保持。改良后要求在双下肢用力前,即屈髋、屈膝时,先嘱患者双上肢上举,Bobath 握手或健手握住患手腕部,当发指令让患者臀部抬离床面,完成髋关节伸展时,嘱患者双上肢同步放下,肩关节伸展,双手至腹部。(见图 2.12、图 2.13)当髋关节屈曲,臀部着床后,双上肢同步上举至肩关节屈曲 90° 保持。(见图 2.14)重复以上动作反复训练。熟练后可配合呼吸,臀部抬起、上肢放下时,呼气;臀部放下、上肢抬起时,吸气。

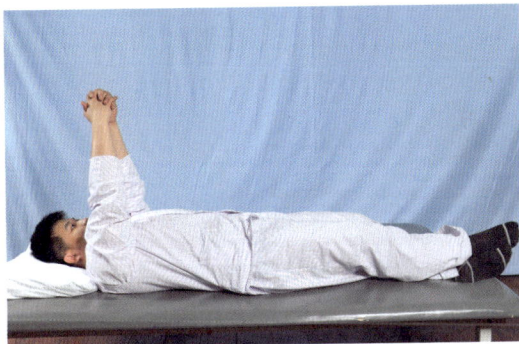

图 2.9 平卧位,健侧足交叉于患侧足下部,双手呈 Bobath 握手

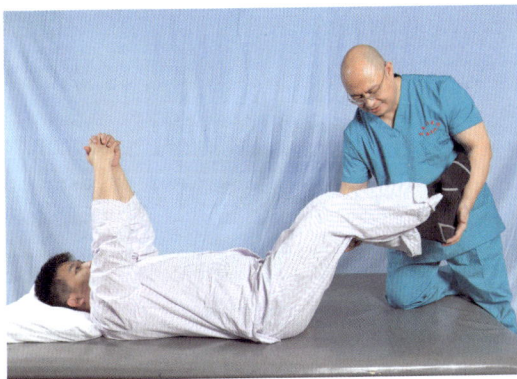

图 2.10 双侧肩关节屈曲保持,健侧足交叉于患侧足下部,双下肢屈髋、屈膝

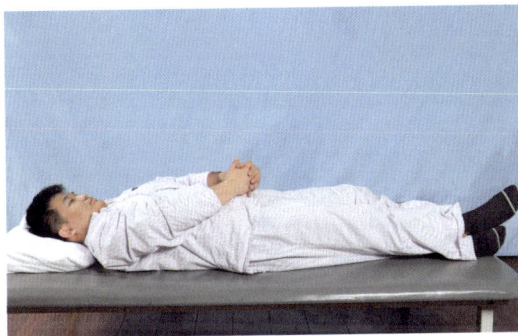

图 2.11 平卧位,健侧足交叉于患侧足下部,双手交叉放于腹部

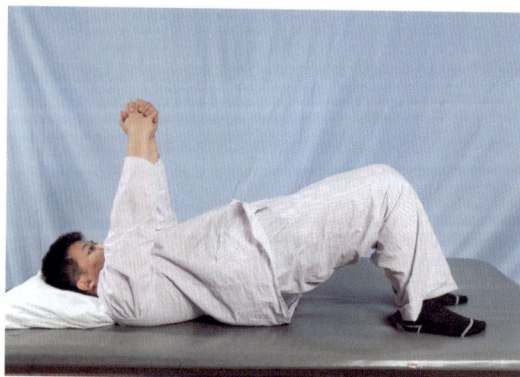

图 2.12 桥式运动,双侧肩关节屈曲,臀部抬起

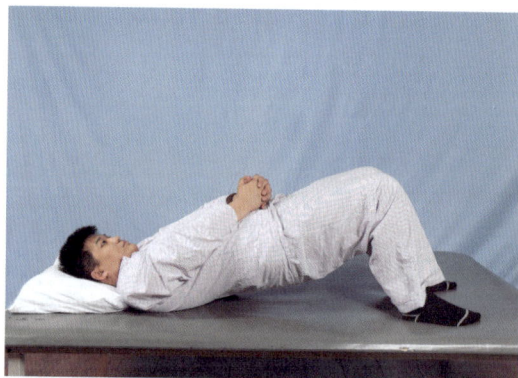

图 2.13 臀部抬起,髋关节伸展,双侧肩关节伸展

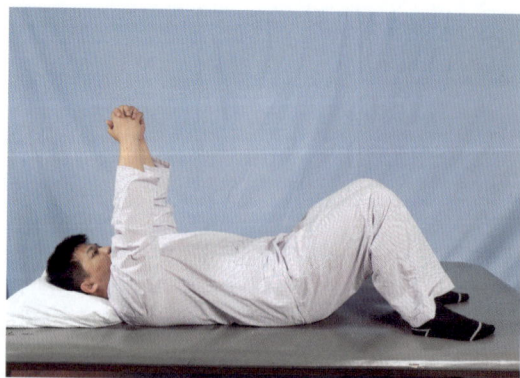

图 2.14 臀部着床,髋关节屈曲,双侧肩关节屈曲 90°

动作三:患者平卧位,一侧下肢保持膝关节屈曲(膝关节下垫起),另一侧(患侧)下肢在治疗师辅助下完成膝关节屈曲,髋关节的屈髋、外旋,而后膝关节伸直,踝关节背屈的动作,模拟"起势"的下肢动作。治疗师发口令"起势右腿横向跨步",此时治疗师一手托着膝关节,防止膝关节过伸,一手控制踝关节保持背屈,嘱患者双上肢抬起至肩屈曲90°。如果患者肌力差,不能自主完成,可以嘱健侧上肢辅助完成,Bobath握手或健手握住患手腕部。(见图2.15),治疗师辅助下继续完成膝关节伸展,(见图2.16)然后治疗师发口令"收势右腿横向收回",辅助患侧下肢完成髋关节的屈髋、内收,膝关节在屈髋的同时屈曲,内旋收回。(见图2.17)而后膝关节伸展,踝关节保持背屈,双腿并拢后嘱双上肢放下。(见图2.18)此动作模仿"收势"的运动模式。

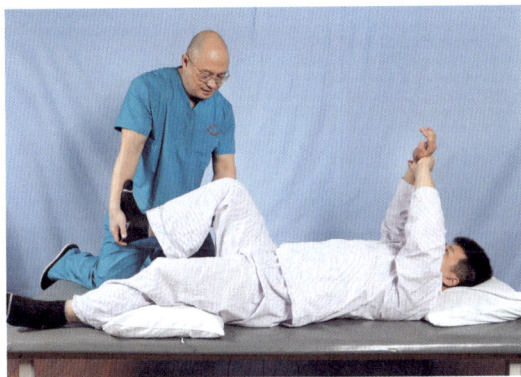

图2.15 治疗师辅助完成患侧下肢膝关节屈曲,髋关节的屈髋、外旋,踝关节背屈的动作,患者同步自主完成双侧肩关节屈曲90°

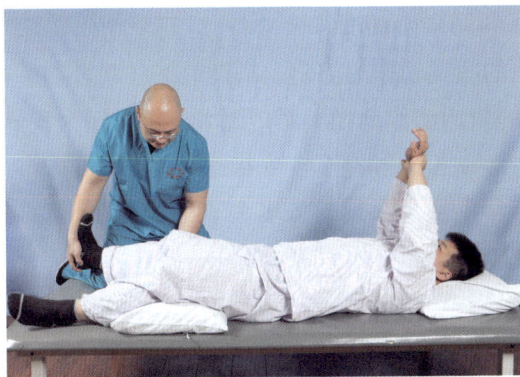

图2.16 治疗师辅助完成髋关节外旋、膝关节伸展、踝关节背屈,患者同步自主完成双侧肩关节屈曲

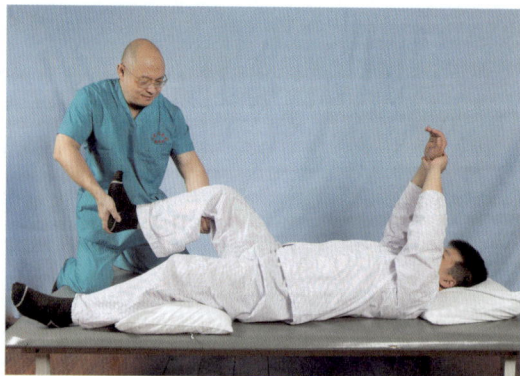

图 2.17 治疗师辅助完成患侧下肢膝关节屈曲，髋关节的屈髋、内收、内旋，踝关节背屈

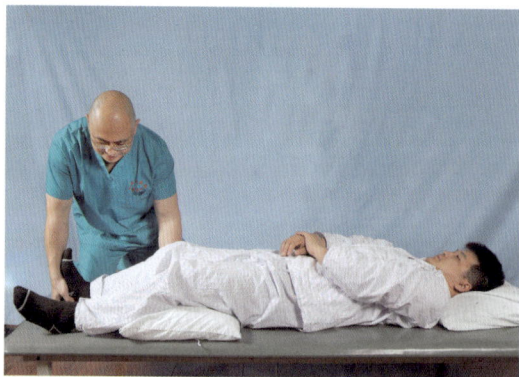

图 2.18 双腿并拢，双上肢放下，肩关节伸展

这三个床上"起势"与"收势"的演化动作训练，为今后由坐到站和站立训练，及双侧肢体的同步协调训练做准备，后两个动作实际上是"起势"的启动动作与"收势"的收尾动作的演化。早期上下肢联合训练很重要，要让患者早期建立上下肢的协调动作记忆。而传统太极拳已经为我们设计好这些运动轨迹，避免了联带运动模式和痉挛。太极拳姿势训练的核心内容就是通过太极拳招式的特点，早期或超早期输入多关节、上下肢联动的训练模式，这些运动模式才是我们日常生活中的运动形式。

再来谈谈由坐到站的训练，这一脑卒中康复常用的训练动作可以看成是"起势"与"收势"的标准演化。我们先一起复习一下这一训练：患者臀部尽量离开床沿，双膝屈曲，双上肢伸展，躯干尽量前屈，治疗师引导患者重心向前、向下，双下肢用力站起，躯干伸直，双手同步放下。(见图 2.19)

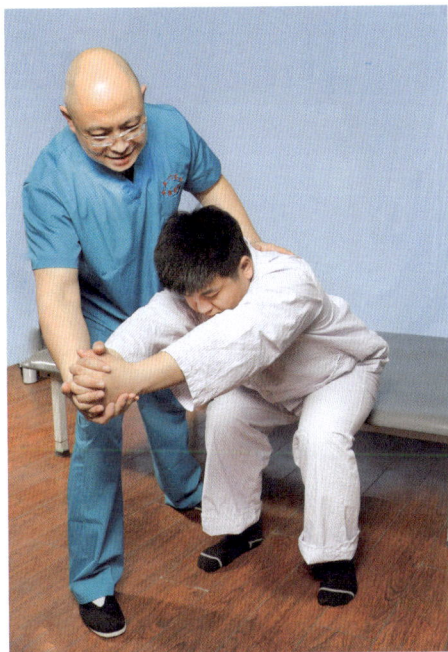

图 2.19 患者从坐到站练习,治疗师引导患者重心向前、向下

让我们再看"起势"的启动动作,双下肢膝关节微屈,双上肢肩关节屈曲;"收势"的收尾动作,双下肢用力,双膝关节伸直,同时双下肢放下,肩关节伸展。与坐位到站位的发力顺序和上下肢同步运动姿势惊人的一致。太极拳姿势训练中,我们对由坐到站的训练重新设定了姿势:患者在坐位身体前倾,同样臀部尽量离开床沿,双手放在双侧膝盖上方,手指握住膝盖,手指向前;随着重心继续向前,双肘关节外展,双手向内旋转,用力下压膝盖站起。患者身体前倾的角度逐步增大,带动肩关节的屈曲角度增大,肘关节的屈曲角度也增大,此时肩关节屈曲与膝关节屈曲保持正好体现"起势"的姿势要求。(见图 2.20)

接下来利用"收势"的发力方式,在双下肢站立的同时,嘱患者双上肢伸直,双手用力下压,辅助膝关节伸直,诱导重心前倾,随着髋关节和膝关节的伸展,肩关节由屈曲向伸展转化。(见图 2.21)随着下肢的完全伸展,上身顺势挺直,双手自然下垂在身体两侧,太极拳"收势"时要求双膝伸直的同时,双上肢自然放下,与此站立训练相一致。(见图 2.22)对于患侧肢体功能差的患者,治疗师可以辅助患者固定患手,向下施加压力,帮助锁定膝关节。这里与现代康复技术中对膝关节的辅助固定要求相同。(见图 2.23)

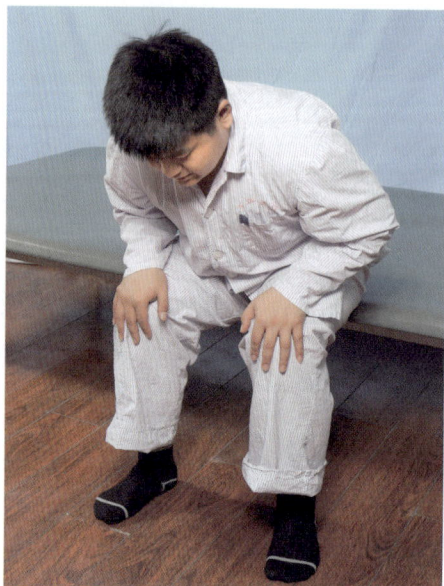

图 2.20a 坐位身体前倾,臀部尽量离开床沿,双手放在双侧膝盖上方,手指握住膝盖

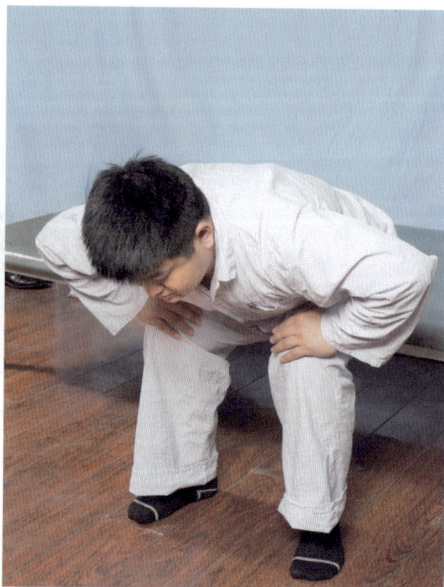

图 2.20b 随着重心继续向前,双肘关节外展,双手向内旋转,用力下压膝盖站起

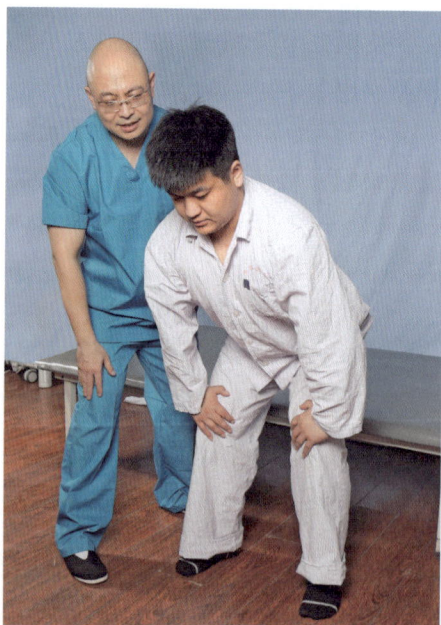

图 2.21 上体前倾站起,双手用力下压,辅助膝关节伸展,肩关节由屈曲向伸展,利用"收势"的发力方式

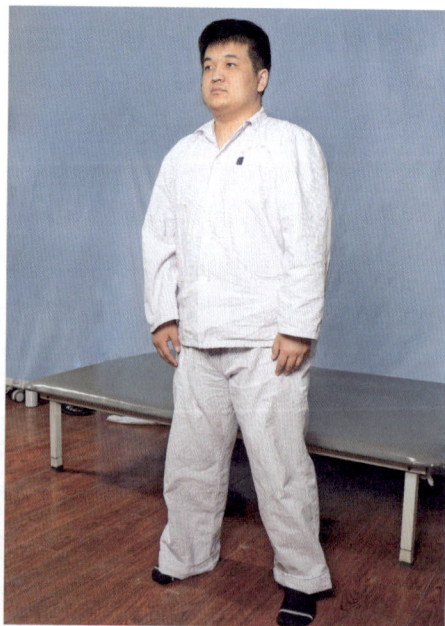

图 2.22 双膝伸直的同时,双上肢自然放下至身体两侧,完成"收势"站立

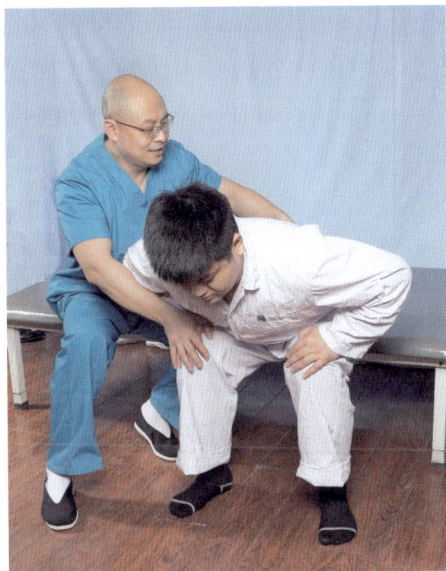

图 2.23a 治疗师固定患手下压膝盖，控制骨盆，辅助完成站立

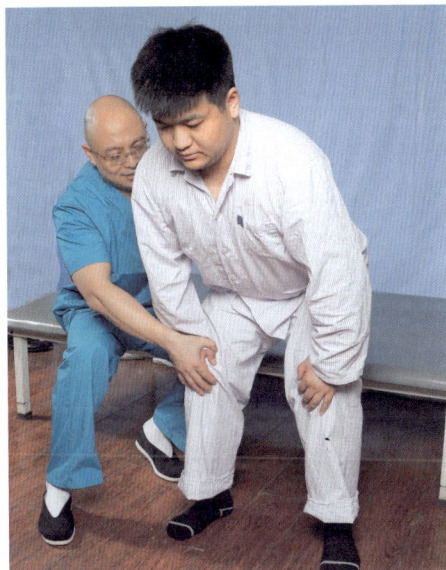

图 2.23b 治疗师固定患手下压膝盖，嘱患者伸直双下肢，双手用力下压，诱导"收势"发力方式，辅助完成站立

　　患者能够自主站立后，开始进行站立位的"起势"与"收势"训练。作者从中演化出多种训练方式，包括上、下肢的主动协调性训练，重心的交替转移训练，支撑相负重的耐力性训练，左右的平衡性训练和保护性伸张反射的早期诱发训练等。下面作者就具体太极拳姿势训练方法做讲解。

　　站立位"起势"与"收势"的训练，要强调一些姿势控制的要点。"起势"时沉肩坠肘，即肩关节平举、屈肘时，不要耸肩，避免斜方肌、冈上肌的代偿和联带运动，肘关节的空间位置要低于肩关节的位置。初始阶段，我们只练习站桩，即静态的站立。患者站立时双下肢分开与肩同宽或稍宽，双膝关节微屈，重心在两腿中间；髋关节尽可能伸展，腰挺起来，双目平视前方。患侧上肢不能完成标准姿势时，治疗师可以辅助患者完成。（见图 2.24）站桩休息时，膝关节伸直，仍保持双足分开，双上肢肩关节伸展，双手自然放置于体侧。

　　患者"起势"姿势可以坚持站桩 2 分钟以上，就可以进一步习练"起势""收势"的动态姿势了。患者先在站桩"起势"训练的基础上，尝试左、右侧负重变化的重心转移训练：双足分开，双膝微屈，双上肢平举，重心向一侧移动，躯干同步向重心移动的方向侧倾，要求上身和骨盆同步侧倾，先健侧、后患侧。治疗师位于患侧保护，同时一只手控制患者骨盆，辅助患者上身和骨盆的同步侧倾。(见图2.25)这里需要强调的是在重心转移的同时,躯干要同步移动。传统太极拳"起势"要求动作过程中上半身保持不动,相对于脑卒中患者健侧下肢代偿明显,患侧负重差的特点,躯干不同步移动使患者不能完全将重心转移至患侧,这导致健侧抬腿的起势训练将无法完成。所以这一骨盆和上身同步向重心侧倾的训练就显得尤为重要。

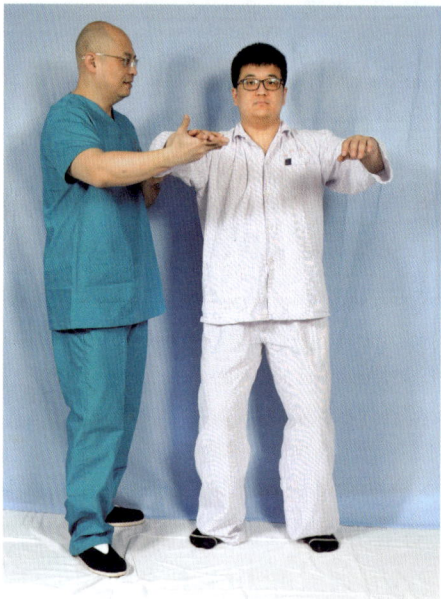

图2.24 "起势"变式,治疗师辅助患侧上肢完成站立位姿势保持,双髋伸展,双膝屈曲,双肩平举,双肘微屈

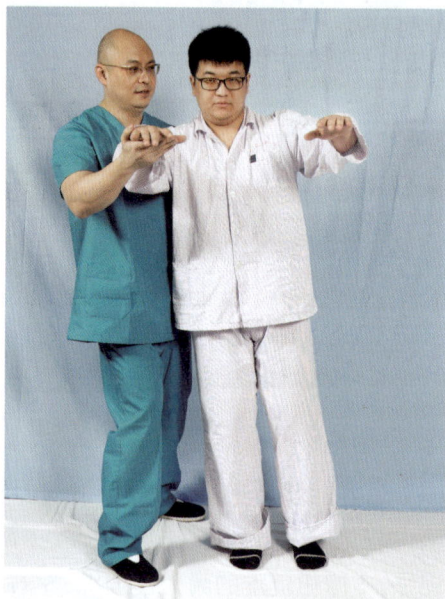

图2.25 "起势"变式,治疗师患侧保护,同时一只手控制患者骨盆,患者向患侧重心转移

　　患者能够较好完成重心转移训练后,可以进入完整"起势"和"收势"的训练。健侧下肢负重支撑时,重点训练患侧下肢屈髋、屈膝、屈踝的同步完成。首先从"起势"启动姿势开始,双足并拢站立或略小于肩宽,双膝关节微屈,重心转移至健侧。当健侧完全负重后,患侧下肢屈髋、屈膝、屈踝,脚抬离地面,横向跨半步或一步,患侧下肢落地时强调足跟先着地,然后再全脚掌着地。(见图2.26)重心随后转移至中间,保持双膝关节微屈,双上肢平举,注意"沉肩坠肘"的姿势要领,双手手心向下,手腕平举,完成"起势"训练。(见图2.27)

　　我们的"起势"训练,也可以从患侧下肢的重心负重开始,健侧下肢屈曲横向跨出,通过这种镜像的反复训练,针对患侧下肢的不同运动能力进行康复。

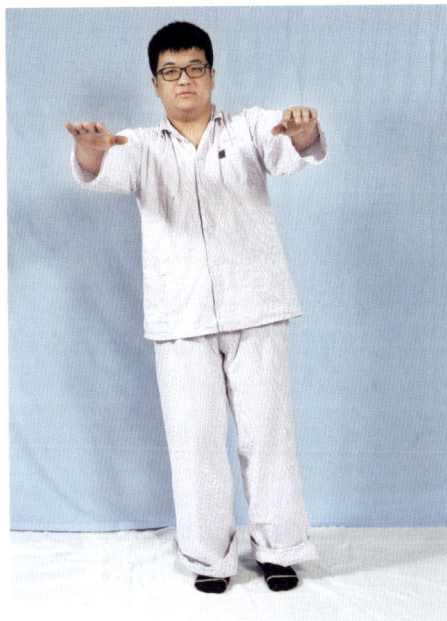

图 2.26a "起势"变式,双上肢平举,屈髋、屈膝,重心在健侧

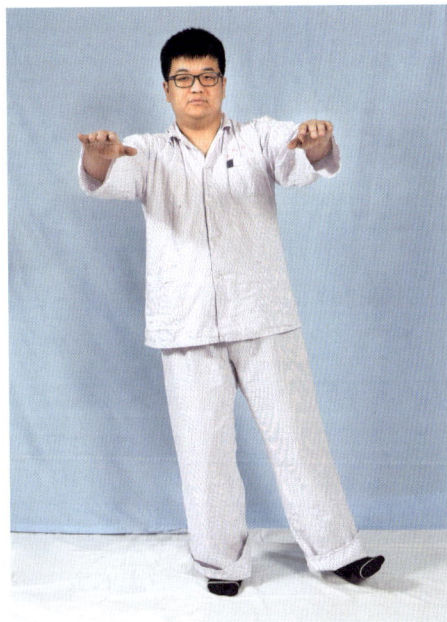

图 2.26b "起势"变式,双上肢平举,右下肢屈髋、屈膝,左足横向跨步,足跟着地,重心仍在健侧

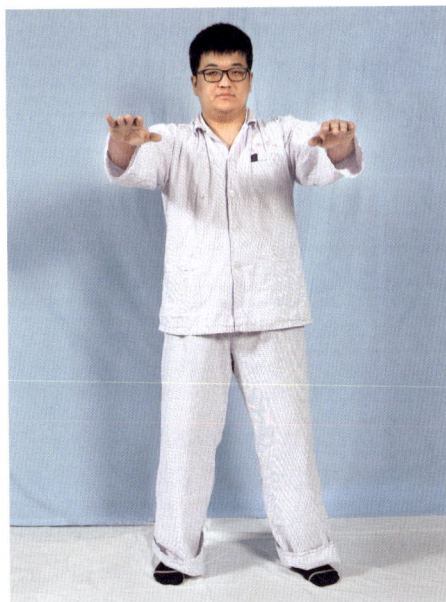

图 2.27 "起势"变式,双膝微屈,重心在两脚间,双上肢平举,掌心向下

接下来,双下肢膝关节微屈,重心转移至患侧下肢,这里注意骨盆和上身向患侧的同步移动,治疗师位于患者患侧保护,动作要领同前面重心转移训练,当患侧完成负重准备后,才开始健侧下肢的移动。健侧下肢完成屈髋、屈膝、踝背屈的动作,视患者能力,横向向内侧跨半步或一步,双足靠拢。待双足着地后,重心重新转移至两腿中间。双上肢在过程中保持平举,随着双下肢膝关节由微屈到伸直,双上肢放下,完成"收势"动作。(见图2.28)

也可以仍以健侧下肢为重心支撑侧,患肢再反向跨回,完成"收势"。两种"收势"的训练目的不同,前者关注患侧下肢的负重控制,后者强化多关节的分离运动。

患侧下肢负重时,我们初期需要反复练习骨盆和上体向患侧同步移动。一定要强化这一身体重心患侧控制的感觉。

"起势"和"收势"还可以连贯起来,完成向左或向右的连续横向位移训练。由健侧下肢负重开始完成第一个"起势",然后以患侧下肢负重开始完成第一个"收势"。这样身体横向位移了一步,如此反复发生一个方向的横向位移,即反复训练患侧下肢的负重伸展和屈曲,完成行走的动作基础训练,加强横向转移的平衡能力,也是抑制痉挛步态的关键点之一。治疗师需要时刻纠正患者骨盆和躯干的位置,以调整重心的转移。"起势"和"收势"的膝关节负重微屈可以有效抑制卒中后极易出现的行走时膝关节过伸的现象,对避免下肢阳性支持反射的强化也非常有效。

反复的"起势"和"收势"姿势控制训练,从一开始就强调上下肢的联动和协调平衡,双上肢的上抬和放下,与双膝关节的屈曲和伸直同步,早期输入支持相,摆动相的动作同步意识和反馈。这正是太极拳训练的高明之处。我们对卒中患者的早期肢体康复不能忽视上下肢的联合训练。只有从康复之初就重视全身性的协调运动,才能为之后的进阶康复打下基础,即使这样的早期康复会带来困难,我们也要尽量克服。

经过一段时间的"起势"和"收势"训练,患者具备步行能力,我们可以在5个连续"起势"和"收势"训练后,即刻引导患者进行步行训练。让患者将横向重心控制和上肢协同运动感觉加入到行走中来,进行步态的调整。为了强化这种运动感觉的输入,可以反复重复这一训练过程。在临床实践中,大部分患者能够很快将重心控制应用到步行中,使步态得到了即时的调整。

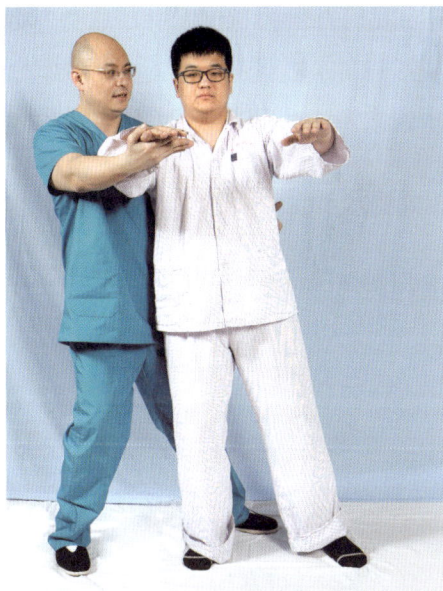

图 2.28a "收势"变式,患者双上肢平举,治疗师于患侧保护,患侧下肢屈膝负重

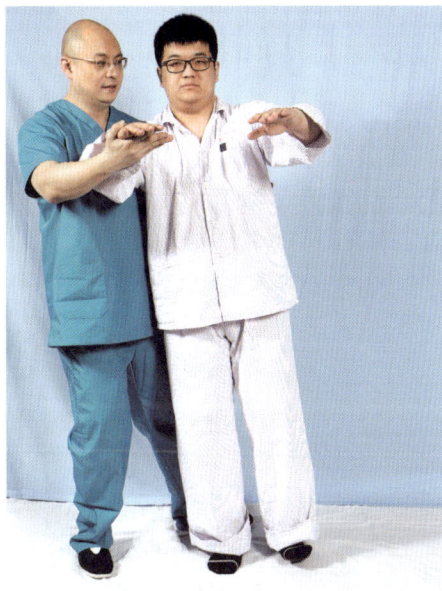

图 2.28b "收势"变式,患者双上肢平举,治疗师于患侧保护,患侧下肢屈膝负重,健侧下肢屈髋、屈膝、踝背屈,横向跨回,足跟着地

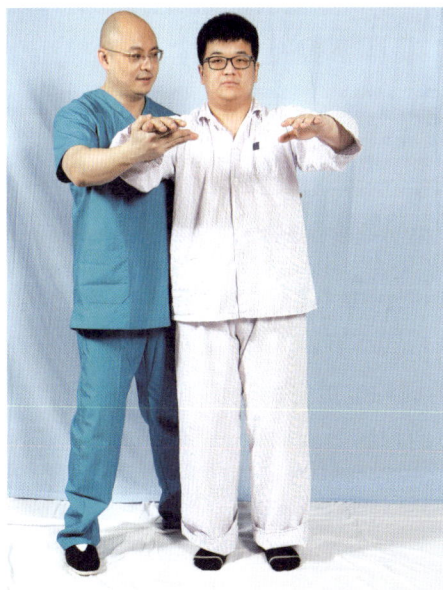

图 2.28c "收势"变式,患者双上肢平举,治疗师于患侧保护,左足踏实,重心移动到两脚中间,双下肢屈膝负重,双足并拢

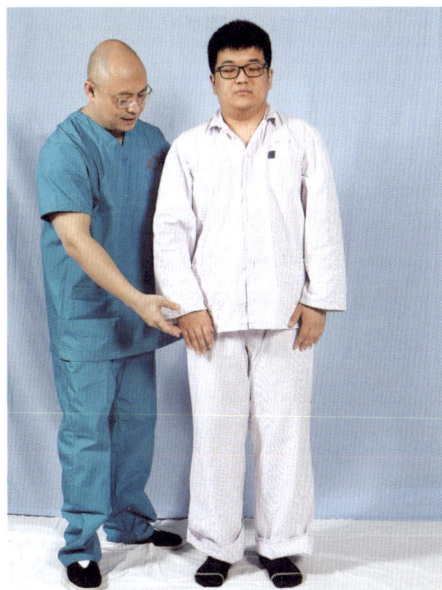

图 2.28d "收势"变式,治疗师于患侧保护,双上肢自然下垂到身体两侧,同步双下肢伸直站立

　　随着患者负重能力和重心控制的进步,我们再强调"起势"和"收势"动作的舒缓和优美,控制动作完成的时间,加大动作完成的幅度。这样可以进一步强化重心的控制。我们也可以让患侧下肢和健侧下肢抬起时增大屈髋、屈膝、踝关节背屈的幅度,在强化对侧下肢负重能力的同时,加强下肢多关节复合运动的能力。这一点与传统太极拳的招式要求不同。(见图 2.29)

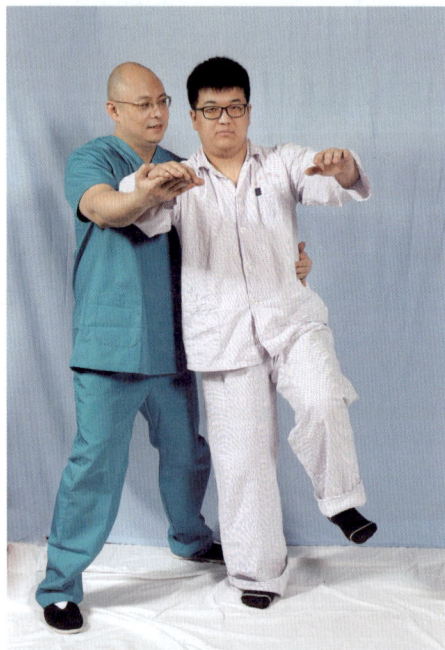

图 2.29　一侧肢体屈膝负重,另一侧肢体增大屈髋、
屈膝、踝关节背屈的幅度,治疗师站在负重侧保护

　　我们发现,能够较好完成太极拳姿势训练中"起势"和"收势"训练的脑卒中患者,在未来的步行康复中抑制痉挛步态会更好,平衡和上下肢运动协调性也会更好,同时这种缓慢的类似站桩的训练也更好的强化了下肢的运动本体感觉。太极拳的姿势舒缓流畅,使关节的控制得到加强,尤其是双膝关节微屈和伸展的不停转化也是控制行走时膝关节过伸的有效途径。

第三章

『云手』——重心控制与核心训练

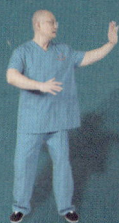

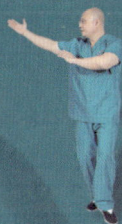

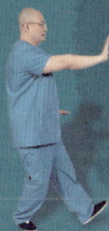

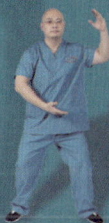

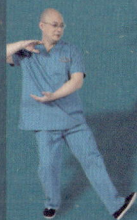

对于脑卒中患者而言,中枢神经受损,高级皮层功能反射的减弱或消失,使重心的控制变得异常困难,这包括在完成各种动作时重心的转移和维持,以及动态调整。由于偏瘫侧运动功能的丧失和肌肉张力的变化,使得重心在静止和运动时较普通人发生了偏移,肢体的失用性变化也与重心的偏移有关。日常生活中运动和静止的动作都包含了重心的变化,比如翻身、翻身坐起、站立、行走,等等。简而言之,我们要时刻对抗地球的引力,如果不能控制自己的重心,将寸步难行。

重心控制训练在脑卒中患者的早期康复中至关重要,这其实与人类的神经发育相关。在很多现代康复技术中都着重提到了神经反射发育原理的应用,但在针对脑卒中患者的现实康复中,对早期重心控制训练重视不足。其实重心转移和控制的感觉输入对运动功能的恢复更为重要。

通过重心控制训练要表达两方面的含义。其一,重心控制的重新学习对于偏瘫侧肢体的运动功能恢复有至关重要的作用。重心的控制需要多种运动能力的参与,如肌肉的力量,主动运动,保护性动作诱发,关节的控制,肌腱的训练,肌肉的耐力训练,平衡能力等等。重心控制既是完成一般生活动作的基础训练,同时也是提高运动功能的难度训练。其二,针对卒中后运动功能部分丧失,如何代偿,让身体适应现有的不平衡运动能力,重心的重新分布训练也是至关重要的。通过身体对患侧和健侧的重新控制,可能建立新的重心调整机制,最大化的让卒中患者获得日常生活运动能力。

谈到重心控制,就必须要涉及核心肌群,重心的调整和控制需要核心肌群的参与才能完成。而这两方面往往是共同训练的,所以我们将这二者放在一起来讲。太极拳的招式演练中非常强调核心的训练。训练者在不同招式演练过程中,不停地辗转腾挪,重心不停地前后、左右转移,尤其是骨盆围绕着躯干的立轴不断地旋转,同时下背部、腰部、臀部、大腿的前后肌群得到了强化。在对核心训练的同时提高了平衡能力和肌群力量,也使躯干的位置觉和运动觉等到了加强。

卒中后偏瘫患者由于躯干两侧运动协调性的下降或丧失,对重心转移的调整在发病初期极其迟钝。躯干健、患侧肌张力的不同,对维持正常重心和平衡带来了困难。太极拳姿势训练通过调动这些核心肌群,同时强化关节和肌腱的能力来提高对重心的调控能力。我们可以这样理解,太极拳招式对于核心肌群的训练是"式"的表现,而"劲"是实现脑卒中患者重新获得重心控制的能力。

传统太极拳功法中"云手"是典型的训练核心肌群和重心控制的招式,被认为是太极拳功法的母动作,它蕴含了太极拳的基本步法、基本手法、发力方式等。太极拳推手是云手的高级演练形式,众所周知,太极拳推手体现了太极拳作为武术功法的精髓,要求习练者在运动过程中随时调整重心,利用核心肌群发力,使对方跌倒或失去重心,对习练者的核心肌群和重心控制能力要求较高。"云手"是太极拳姿势训练技术中体现"式"与"劲"的技术内涵的典型代表。

我们先来学习一下太极拳姿势训练技术中"云手"的招式要领。"云手"启动时,先是"转体侧抱",重心移到至右腿,身体微向右转,右腿屈膝,左腿蹬直呈侧弓步,"云手"接"单鞭"而来,左手由立掌向下画弧经腹部前至右胸,右手松勾手变立掌,掌心向右前。(见图 3.1)

接下来"马步云抱",上体左转,重心向左平移至两脚中间,双下肢呈马步。右手向下画弧至腹部,掌心斜向上,呈托球状;左手继续向上画弧至齐目,掌心斜向下,与右手合成抱球状,目视前方。(见图 3.2)上体继续左转,重心随之向左平移至左腿,左手顺势外推、立掌,目随左手平视,右脚收回靠近左脚,双脚踏实。右手从腹部向左上画弧至左胸前,掌心向上;同时左手开始向下画弧,这是"并步云手"。其中左手的姿势为了进一步强化脑卒中患者腕关节背屈和指关节伸展的功能恢复,改良为顺势外推、立掌,下面拆招中外推的手均采用此变化。(见图 3.3)在"云手"的演练中,我们虽然按拆招讲解,但实际双手画弧应该是连续流畅的,不能有停顿。

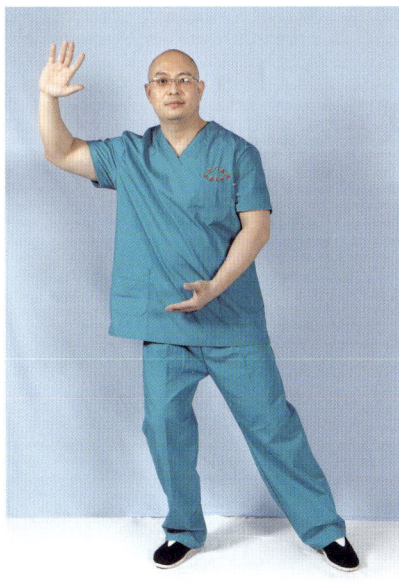

图 3.1 "转体侧抱"

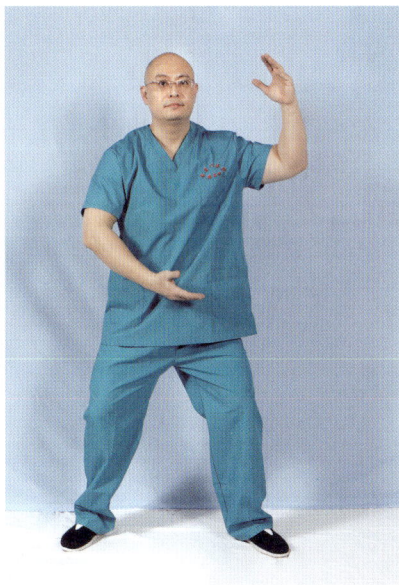

图 3.2 "马步云抱"

开始第二个"云手"。首先是"丁步云抱",重心转移至右腿,左脚跟提起呈小开立丁步,身体微向右转,右手继续画弧至齐目,左手向下画弧至左腹,然后由内上翻。(见图3.4)"开步云手",上身继续右转,左腿向左横跨一步,右腿屈膝呈弓步,重心在右腿,左手由腹部继续向上画弧至右胸前,右手向右侧外翻立掌,目视右手方向。(见图3.5)然后"马步云抱",与第一个云手姿势一样,呈马步抱球。(见图3.6)之后又接"并步云手"

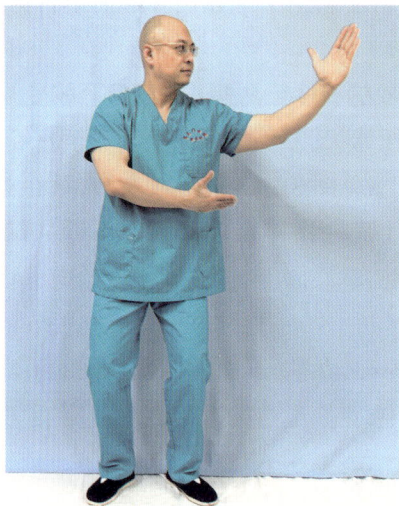

图3.3 "并步云手"

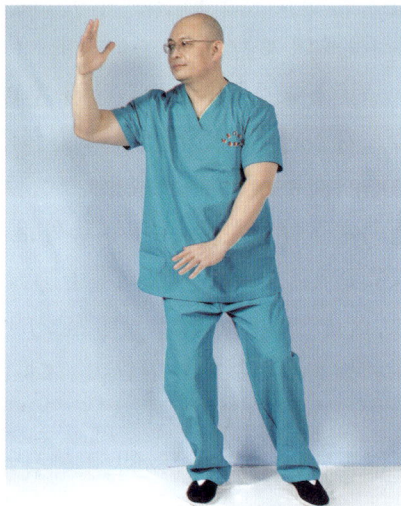

图3.4 "丁步云抱"

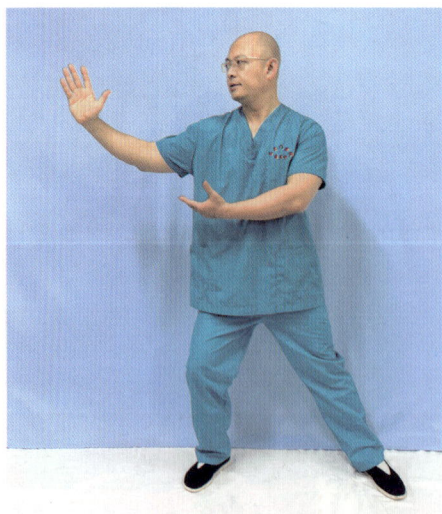

图3.5 "开步云手"

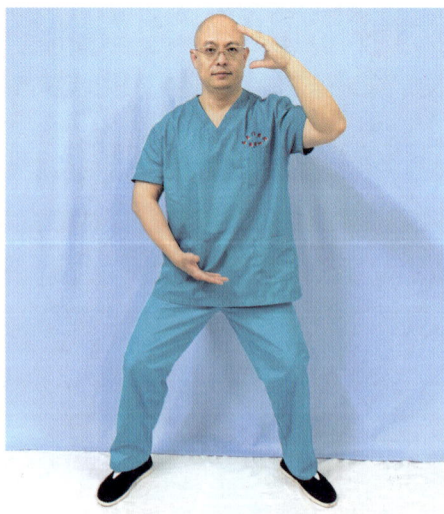

图3.6 "马步云抱"

　　针对脑卒中患者上下肢功能障碍的特点,进一步将"云手"的上肢动作改良,下肢步法简化。起始位,双上肢自然放置于身体两侧,双下肢站立,两脚间距约 1.5 倍肩宽,重心在两腿中间。开始左手由下向上、由左向右画弧,掌心向内,齐目时左手腕翻转向外推掌,同时重心向左侧移动,左下肢呈侧弓步,掌心向外与双目水平,上身随着手腕外翻向左转体,带动肩关节的外展、外旋,强化前臂旋前,推掌时保持肘关节微屈曲、腕关节背屈,掌心向外。左手向外翻掌时,右手才开始从体侧向左向上画弧,当右手齐目时,双目改为追随右手,身体随着右手的翻腕外推向右转体,重心向右水平移动,转换为右弓步。左手此时再向下向右画弧,齐目时双目转为注视左手,左手翻转外推,上身向左转身,重心向左侧移动,呈左侧弓步。(见图 3.7)脑卒中患者刚开始习练此姿势时,不要求双上肢动作流畅连续,可以在一侧手外翻推掌时停顿,治疗师纠正腕背屈和手掌伸展正确后,另一侧手再开始向上画弧。

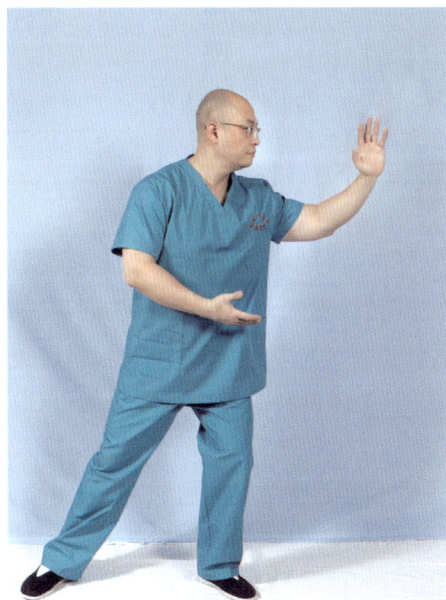

图 3.7a　左侧弓步"云手",左手推掌,上身左侧转,双目视左手,右手开始画弧

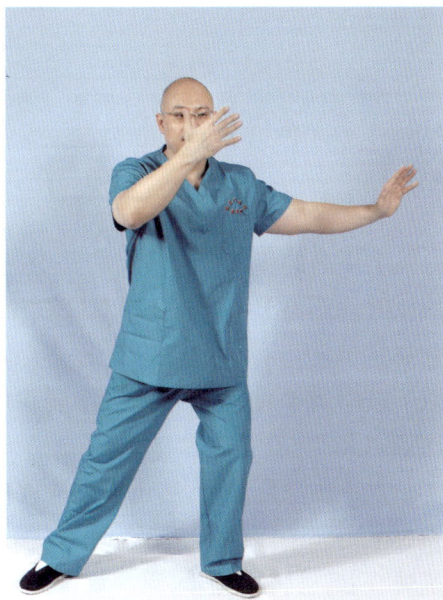

图 3.7b　左侧弓步"云手",右手画弧至齐目,双目视右手,上身开始向右侧转,左手开始向下画弧

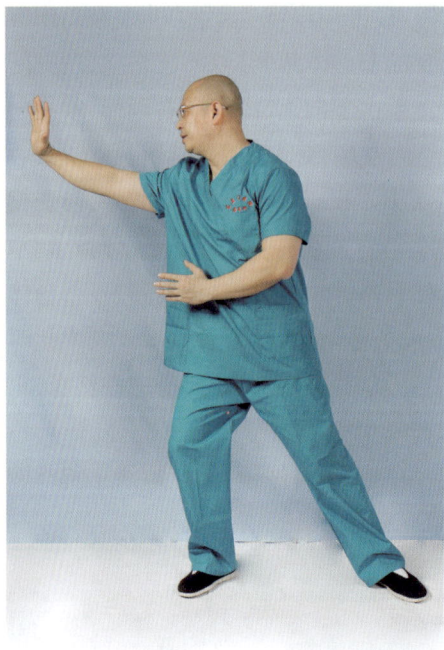

图 3.7c 右侧弓步 "云手",右手推掌,上身右侧转,双目视右手,左手开始画弧至左胸

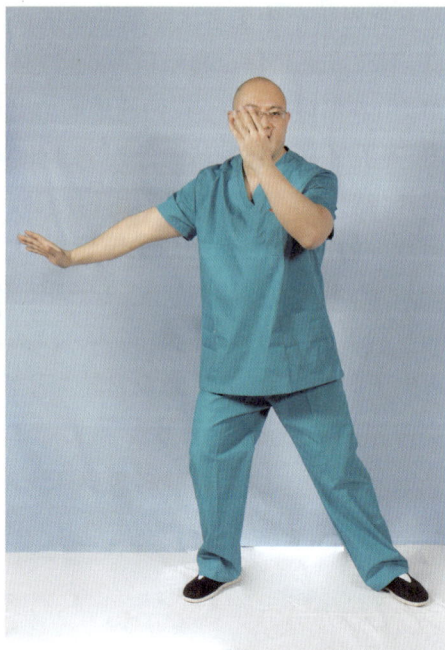

图 3.7d 右侧弓步 "云手",左手开始画弧至齐目,双目视左手,上身开始向左侧转,右手开始向下画弧

　　上下肢的步法舍弃虚步和并步,只在左右侧弓步之间转换。双上肢交替画弧时动作要求一致。强调双目左右手之间转换追随,头与上身转体同步,强化视觉追随与身体重心的变化。早期下肢力量差时,可以小弓步,起始位置双下肢略宽于肩,侧弓步时减小屈膝角度,但要强调转身与重心平移的过程。(见图 3.8)

　　进一步降低难度,还可以采取改良马步。上下肢站立与肩同宽,微屈膝,重心在两腿中间,做 "云手" 时不发生重心的位移,但应强调上体转身与手腕翻转、前臂外伸的同步,强调双目交替追随与转体的同步。(见图 3.9)随着能力的提高逐步完成标准的左右侧弓步的转换。

　　改良后 "云手" 姿势的训练要点:上身和骨盆的旋转与重心转移同步,双上肢左右画弧连贯流畅,上肢外展与下肢重心转移同步,双目保持平视,交替追随外翻推掌。

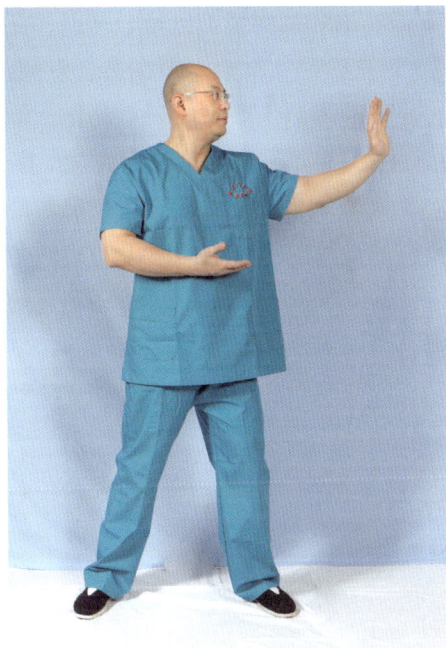

图 3.8 小侧弓步左侧"云手"　　图 3.9 双膝微屈站立,左侧"云手"

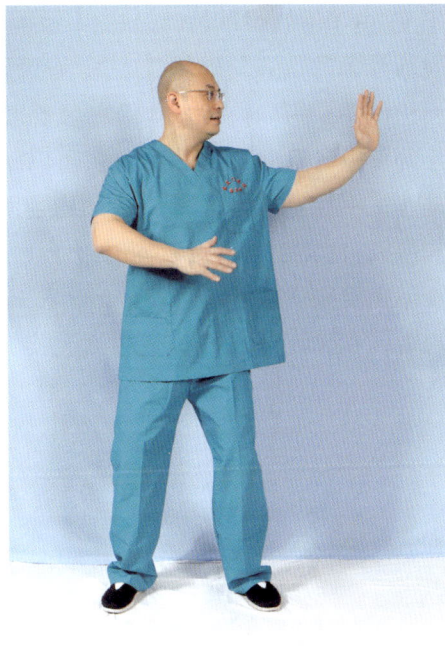

　　随着现代康复理念的不断发展,越来越多的学者认为核心的控制训练对于促进脑卒中患者的运动功能康复和提高日常生活能力非常重要,作者认为卧床期就应尽早开始核心的控制训练。比如前面章节讲解的平卧位"起式"和"收式"的动作,强调骨盆的运动和控制配合髋关节的屈曲和伸展,可以作为卧床期的核心训练姿势。同样经过变式和改良后,在床上也可以做"云手"训练,平卧位做健侧"云手":患侧上肢肘关节屈曲,抱于胸前,掌心向内,健侧膝关节下垫起,保持膝关节微屈,患侧下肢在床上保持伸展位,模拟侧弓步,随着健侧上肢伸展,健手外推健侧前臂旋前时,治疗师可以辅助患侧的骨盆和背部,给予一个向健侧旋转的力量,使其患侧臀部和背部离开床面,尽量保持健侧"云手"伸展外推时与骨盆的旋转保持同步,此时下肢姿势保持不变,由于患侧臀部离床,患侧下肢被动牵伸。(见图 3.10)强化骨盆和躯干的同步运动感觉。

　　早期介入核心控制训练,也可以对接下来的重心控制训练做好准备。平卧位患侧上肢做"云手"动作:患侧膝关节下垫起,保持微屈,健侧下肢膝关节伸展。患侧肩关节外展时,嘱患者健侧骨盆、躯干向患侧旋转,下肢姿势保持不变,由于健侧臀部抬起,健侧下肢被动牵伸。治疗师同样可以给予辅助。此时治疗师的位置与健侧"云手"有区别,健侧"云手"时,治疗师在患者患侧;而患侧"云手"时,治疗师仍在患者患侧,要辅助患侧上肢完成云手动作。治疗师离患者躯干尽可能近一些,可以跪在床上,一手辅助患侧上肢完成"云手"动作,一手给予健侧躯干和骨盆的辅助旋转,可将辅助健侧的前臂置于患者健侧腰间,这样手与肘可以同时给予下背及臀的支撑。患者健侧躯干的旋转角度不需要很大,有旋转的趋势即可。(见图3.11)对于上肢迟缓期和痉挛重的患者,治疗师双手辅助完成患侧上肢"云手",不要求完成同步躯干旋转。

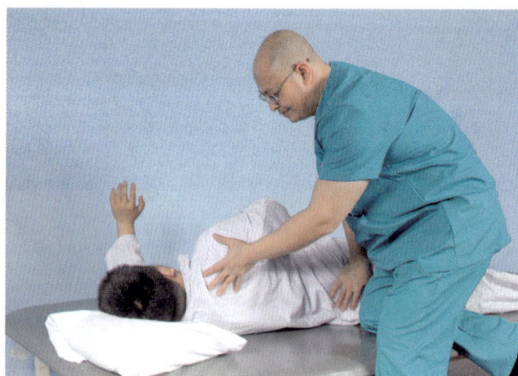

图 3.10 平卧位健侧"云手",健侧膝下垫起保持膝关节微屈,患侧下肢在床上保持伸展位,健侧翻转外推时,治疗师控制患侧肩胛和骨盆离开床面

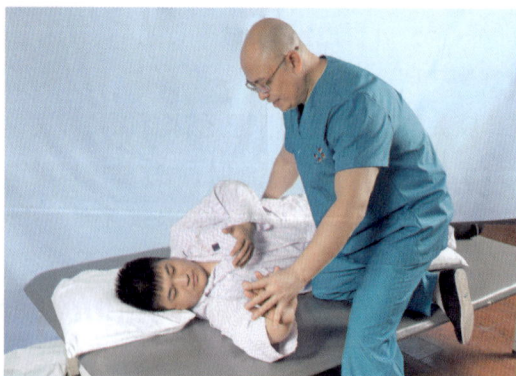

图 3.11a 平卧位患侧"云手",患侧下肢膝关节下垫起保持微屈,健侧下肢膝关节伸展。治疗师可以跪在床边,一手辅助患侧上肢完成翻转外推;一手控制患侧腰部,辅助抬离床面

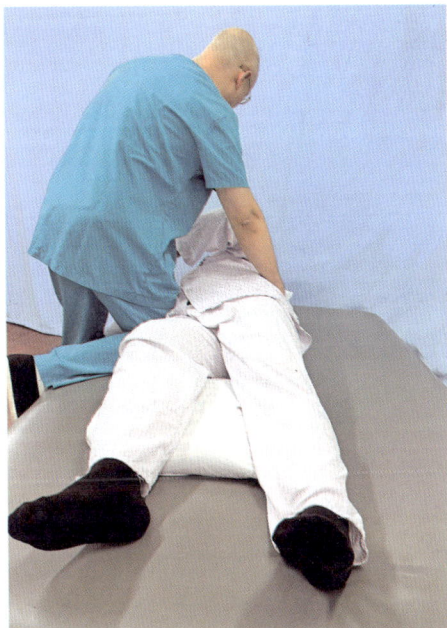

图 3.11b 平卧位患侧"云手",治疗师控制患侧腰部,辅助抬离床面时,下肢姿势保持不变,由于健侧臀部抬起,健侧下肢被动牵伸

针对坐位重心控制训练,作者将"云手"拆分成单独上肢动作训练、单独下肢动作训练,和上下肢同步训练 3 部分。

改良后的"云手"上肢训练:患者端坐或倚靠坐位,双脚踏实地面保持不动,间距略大于肩宽,先健侧上肢完成云手的动作,患侧手叉腰保持。起始位,健侧掌心向内,由下而上向对侧画弧,上身向患侧转身,双眼一直注视着手的运动方向。而后健手向健侧画弧,肩关节完成外展、外旋,同时肘关节伸展,腕关节外翻推掌,头随眼的追视而运动,上身就势向健侧旋转。肩关节完成伸展后重新屈曲内收、内旋向患侧画弧,同时上身转正,手画弧至腹部,回到起始位置。(见图 3.12)

反复几次,体会动作的运动轨迹和躯干的旋转,强调视觉的追随。而后换成患侧上肢完成相同动作,健手叉腰。如患肢不能自主完成,可在治疗师的辅助下完成。(见图 3.13)

患者反复训练,使患侧上肢从完全被动辅助到主动诱发。在训练中要注意以下几点:①"云手"动作要匀速,动作要舒展。②视觉一定要追随,强调视觉输入调整平衡。③躯干要发生旋转,旋转的角度逐渐增大,配合云手训练的幅度。

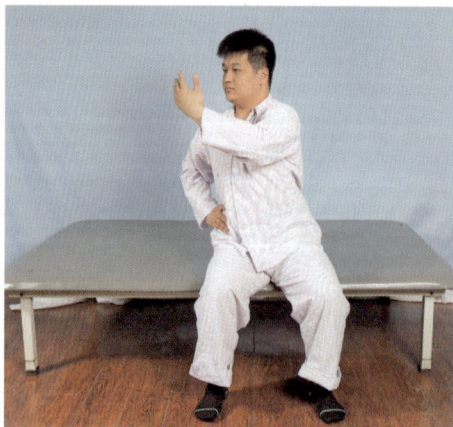

图 3.12a 坐位"云手",健侧手画弧至患侧
齐目,上身向患侧转,患侧手叉腰

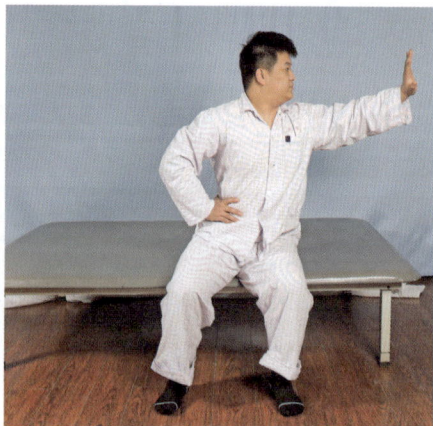

图 3.12b 坐位"云手",健侧手翻转外推,
上身向健侧转,患侧手叉腰

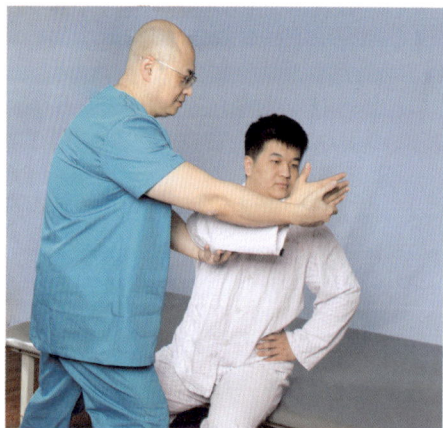

图 3.13a 治疗师控制患侧肘关节和腕关
节辅助,患侧手画弧至健侧齐目,保持肘关
节的屈曲和腕关节伸展,同步向健侧转身

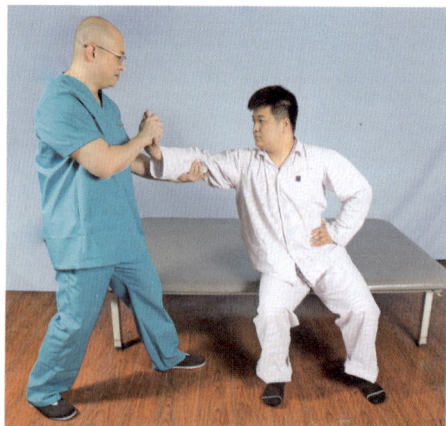

图 3.13b 治疗师控制患侧肘关节和腕关
节辅助,患侧手翻转外推,保持肘关节的伸
展和腕关节背屈,同步向患侧转身

　　患肢主动运动功能较好时,可以双上肢交替做训练,完成一个完整的双上
肢"云手"训练。这时要强化视觉追随的训练,在左右"云手"交替训练时,当
右手翻腕向外推出时,此时左手向内画弧至齐目,双眼转移注视左手,一直到
左手翻腕外推时再转而注视内旋而上的右手。当身体向侧方旋转,同侧肢体
外展时,重心发生偏移,此时头向对侧旋转,加强了前庭功能的调整。在下肢
负重时,这种调整更为重要。

再进一步,可在治疗师的参与下,增加抗阻训练,即坐位推手训练。太极拳的推手是从"云手"中发展而来。治疗师随着患者上肢在"云手"训练中的运动轨迹加以反向阻力,对患肢伸肌力量、关节控制和重心控制有强化作用。由于"云手"的运动轨迹强调的是伸肌群的肌力和肌肉协调能力,故这种抗阻训练还可以有效缓解上肢屈肌张力。治疗师控制患者远端,通过施加阻力,诱导患者的重心转移方向。(见图3.14)

患者做坐位"云手"上肢动作时,可以引导下肢的同步训练。保持双脚分开宽于肩,但当患者右侧上肢"云手"伸展时,要求右腿用力蹬地。强调右腿使劲蹬地与上身旋转同步,强化下肢用力与核心运动方向的同步感觉,为站立位和步行时的躯干、骨盆、下肢的协调运动做好康复准备。一方面体现了太极拳姿势训练的意念与行动相配合;另一方面体现运动感觉早期输入的重要性。对于下肢力量差、控制差的患者,治疗师可以适当给予膝关节上方一个垂直下压的力,以加强对股四头肌刺激。(见图3.15)

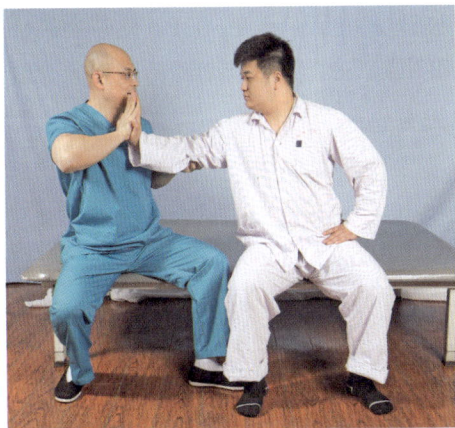

图3.14 坐位患侧"云手",治疗师在患侧控制患手,随着翻掌外推施加阻力

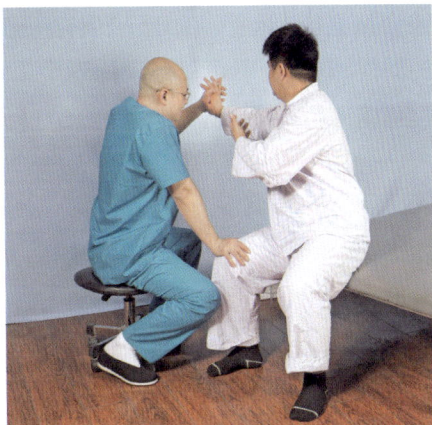

图3.15 坐位患侧"云手",翻掌外推时,治疗师与患者相对而坐,手放在患膝上,施加压力

我们还可以将双下肢的动作都加进来。起始位置,双脚分开宽于肩,右手由齐目向外翻掌外推时,嘱患者右腿踏实地面,保持股四头肌肌肉收缩用力,同时左侧髋关节内旋,膝盖靠近右腿,左脚踝关节外翻。当右手画弧收回时,左侧髋关节外旋、回正,同时踏实地面,随着左上肢外展推出时,右侧髋关节内旋、膝盖靠近左腿,右脚踝关节外翻。这样可以模拟传统"云手"招式的动作模式和发力方式,同时完成坐位髋关节内旋的康复训练。(见图3.16)

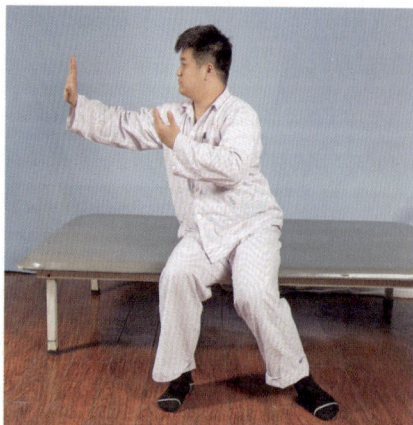

图 3.16a　坐位右侧"云手",右手翻掌外推,
左侧髋关节内旋、内收,左脚踝关节外翻

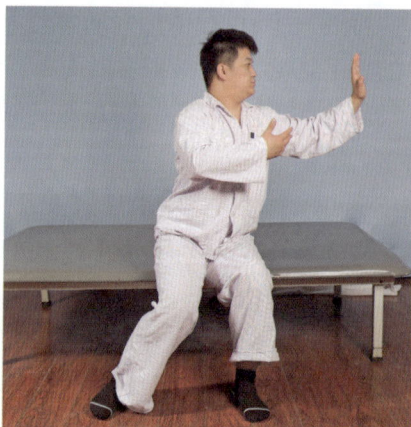

图 3.16b　坐位左侧"云手",左手翻掌外推,
右侧髋关节内旋、内收,右脚踝关节外翻

坐位平衡和核心控制较好的患者,可以在治疗师保护下,在 PT 凳上习练坐位"云手",利用可旋转的 PT 凳可以使骨盆和上身同步旋转,让患者坐位时体会站立位"云手"的躯干转体感觉。双脚位置保持不变,在 PT 凳左右转动的同时,双髋关节可以被动的发生内旋和外旋。PT 凳的高度调整到患者大腿与地面平行或高于平行位置。治疗师在患者后面全程保护。(见图 3.17)

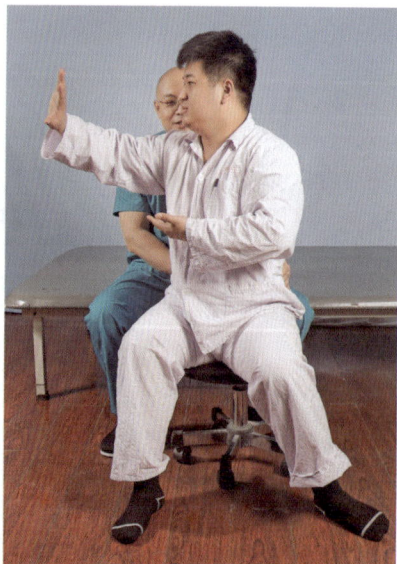

图 3.17a　患者坐在 PT 凳上右侧
"云手",治疗师在患者后面全程保护

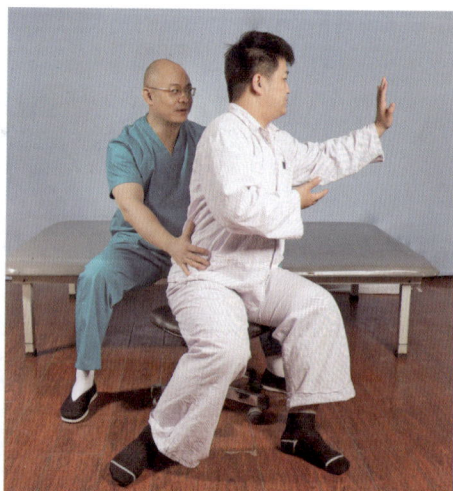

图 3.17b　患者坐在 PT 凳上左侧"云手",
治疗师在患者后面全程保护

初期的站立位"云手"训练。由于重心的上移,重心控制难度随之增加,因此刚开始允许膝关节伸展保持站立,即双腿站立,与肩同宽,完成上肢的"云手"姿势训练。随着下肢力量的加强,可由膝关节伸直过渡到膝关节轻度屈曲,增加膝、踝的控制能力。

在完整"云手"姿势习练前,我们还需要强化改良步法的训练,强化膝、踝的控制。双手叉腰,双下肢膝关节微屈站立,双脚分开距离大于肩宽,行左、右侧弓步的转化训练。可以逐渐增加侧弓步时屈膝的静止时间,进一步加强膝关节的控制和股四头肌、股二头肌等大腿肌群的力量。但屈膝角度不宜过大,一般不超过30°;角度过大,膝关节在垂直角度上过于超过脚尖,可能造成膝关节的不适。对于既往合并膝关节疾病的患者尤其需要注意。(见图 3.18)较好的完成屈膝控制后,诱导患者在重心转移时,适度旋转躯干,此前有了坐位"云手"的训练,完成躯干的旋转并不难。(见图 3.19)

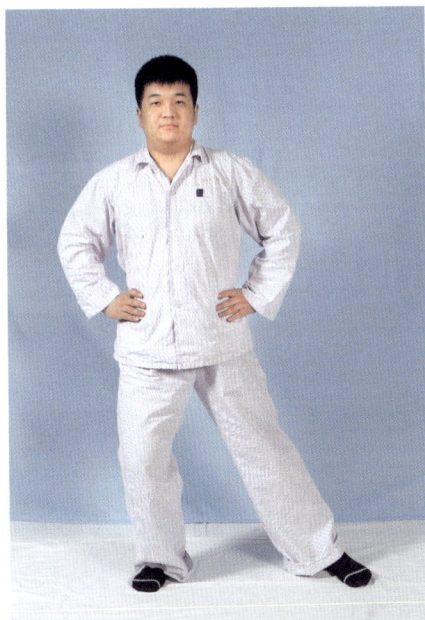

图 3.18　双手叉腰,右下肢侧弓步

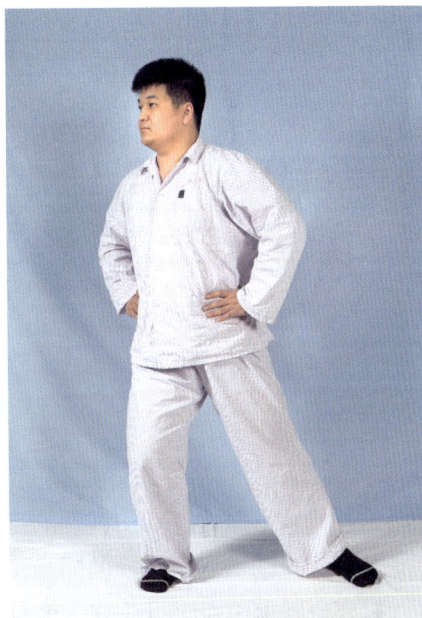

图 3.19　双手叉腰,右下肢侧弓步,上身向右侧转

"云手"的改良步法训练也可以作为行走前准备训练之一,交替的双下肢屈曲、伸展,可以有效抑制下肢阳性支持反射的出现,缓解下肢的伸肌痉挛。适度的上身转体,可以模拟健康人步行时髋关节小角度的旋转,这样看起来行

走不僵硬,同时对平衡的调整和运动的协同性都有帮助。

之后进行单侧上肢的站立"云手"姿势训练。从健侧上肢开始,患手叉腰;熟练后患侧"云手"训练,健手叉腰。应从小幅度的运动姿势开始,屈膝、转身的幅度开始训练时不要求到位,但上肢运动和躯干旋转的同步关系要准确,然后再逐渐增加重心转移的幅度和姿势的舒展。(见图3.20)

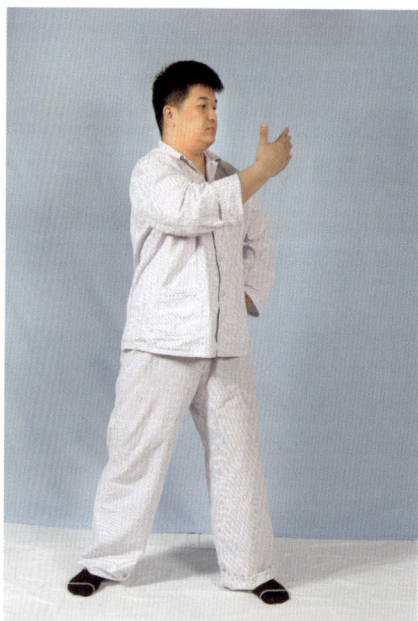

图3.20a 健手叉腰,健侧下肢侧弓步, 　　图3.20b 健手叉腰,患侧下肢侧弓步,
　　　　　上身向健侧转 　　　　　　　　　　　　上身向患侧转

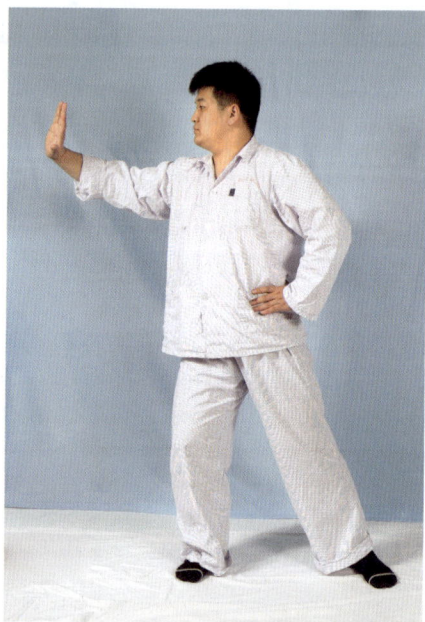

这些基础训练完成后,指导患者完整的左右"云手"动作。完整的"云手"姿势训练,对脑卒中患者是有一定难度的,除了要求核心肌群力量和重心控制以外,上、下肢的运动协调性的恢复也是完成站立位"云手"姿势的关键。尤其是视觉追随与双手转换的同步,下图中当左手外推,右手画弧而上至齐目时双目要流畅地由左手过渡到右手(见图3.21)

针对已经取得很好效果或卒中后功能障碍较轻的患者,可以和治疗师共同参与站立位"云手"抗阻的练习,即完成简单的太极推手。治疗师站在患者患侧,右手控制患者患手,左手控制患侧前臂,全程保持接触,当患手翻掌外推时,施加阻力,当患手画弧内收时,顺势随行,给予患手和前臂适度压力。太极推手的姿势训练增加了患者核心控制的难度,强化了运动感觉的输入。(见图3.22)

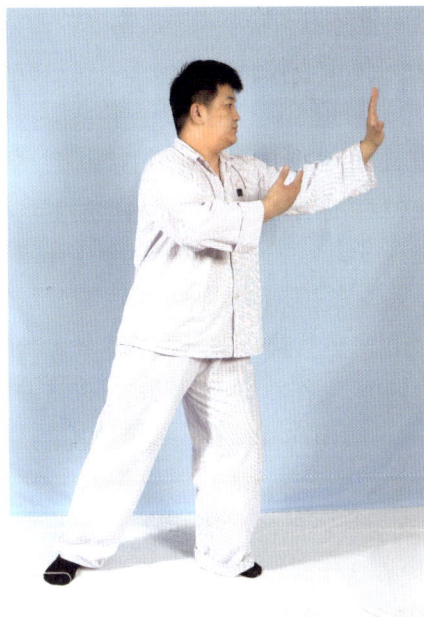

图 3.21a 患者左手翻掌外推,身体向左侧转,双目视左手,右手向左上画弧

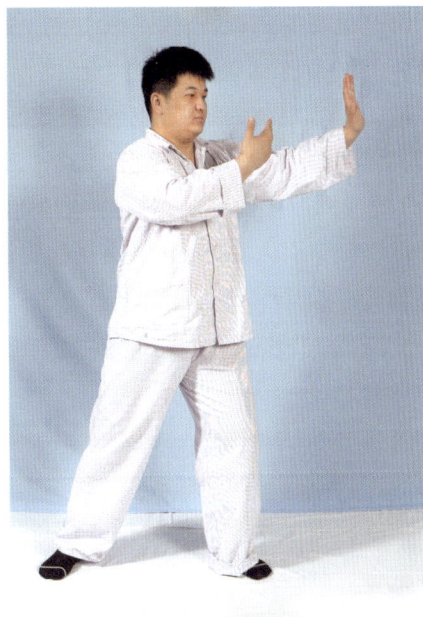

图 3.21b 患者右手画弧内收至齐目,双目转而注视右手,左手向下画弧

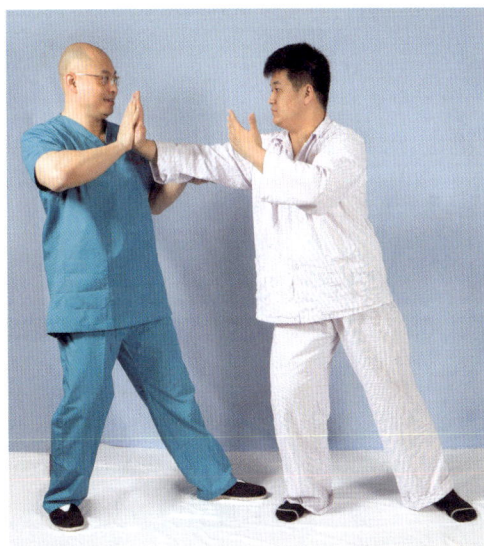

图 3.22a 患者患手翻掌外推,治疗师站在患侧,右手控制患手,左手控制患侧前臂,全程施加阻力

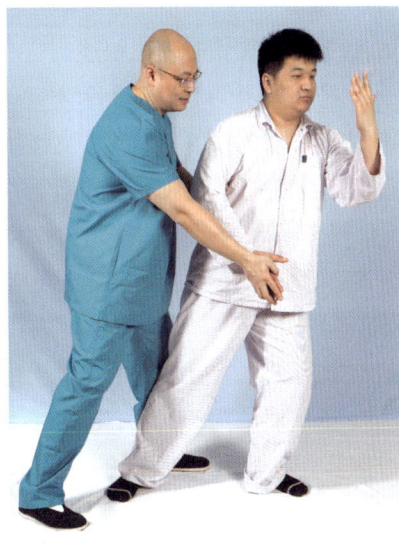

图 3.22b 患者患手画弧内收,治疗师站在患侧,右手控制患手,左手控制患侧前臂,全程施加压力

　　这里需要强调,不要忽视健侧下肢的负重练习。脑卒中患者由于偏瘫,对身体的平衡感觉紊乱,健侧下肢同样需要身体重心控制的再训练。通过健侧下肢的重心控制训练可能会促进或激活中枢对重心调整的能力。传统太极拳"云手"招式其实是要反复打三个"云手",通过"并步云手"来衔接,三个"云手"是向同一方向移动,总是一侧下肢呈弓步。我们在脑卒中患者的康复训练中没有刻意引入并步,而是直接让患者左右弓步交替完成,就是基于这一康复理念。

　　当然"并步云手"的训练我们也可以用来进行脑卒中患者的康复。脑卒中患者经过一段时间的改良"云手"姿势训练,动作熟练、流畅后,可以将并步和虚步的步法加进来,完成重心向一侧的连续横向移动,进一步强化重心控制,增加核心肌群的训练。

　　传统太极拳中大部分招式都可以起到对核心肌群的训练效果,增强身体的重心控制能力,"云手"只是它们中的代表动作。我们可以从传统太极拳中演化出很多姿势,提高脑卒中患者的核心力量和重心控制能力,比如左右"野马分鬃"经过改良后可以训练前后重心控制。"野马分鬃"的下肢姿势同样可以强化脑卒中患者的核心肌群和下肢负重能力。我们要求患者先能完成"起势""收势"和"云手"的姿势训练后,方可以进行此姿势的训练。具体的训练方法在下一章节中详细叙述。

　　难度进阶的重心控制和核心训练有"海底针""左右下势独立"和"左右蹬腿"。这3个动作重心的位移幅度更大,对支撑的稳定性要求也更高,可以针对运动功能恢复较好的患者习练。

　　太极拳姿势训练技术中的"海底针"姿势训练直接从"丁步提掌"的拆招开始。重心在右下肢,右脚全足着地;左脚前脚掌着地,与右脚成丁字步。身体略向右转,双膝保持屈曲。右手从腰间向后向上提至耳旁,掌心向内,手指斜向下约45°;左手前伸按于腹前,掌心向下,目视前下方(见图3.23)

　　接下来是"虚步插掌",屈右膝,重心下坐,左脚顺势向前移动,脚尖点地成虚步,身体朝向脚尖方向,左手顺势向下画弧按于左胯旁,右手从耳旁向前下方插出,掌心向左,手指伸展,目视前下方。(见图3.24)最后右腿发力站起,左脚顺势收回至右脚旁呈丁步,右手由插掌向上收回到右耳旁,左手前伸回到腹前,恢复到"丁步提掌"的姿势。此为左虚步的"海底针",也可以换为右虚步的"海底针"训练。姿势要求一致。

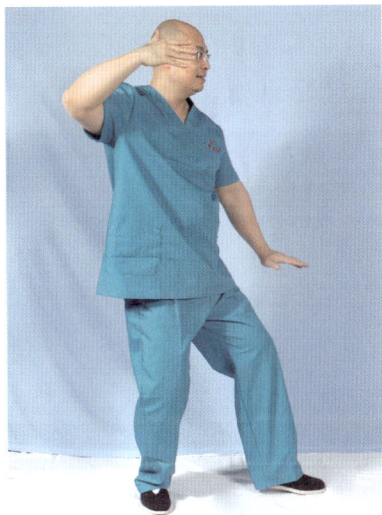

图 3.23 "丁步提掌"

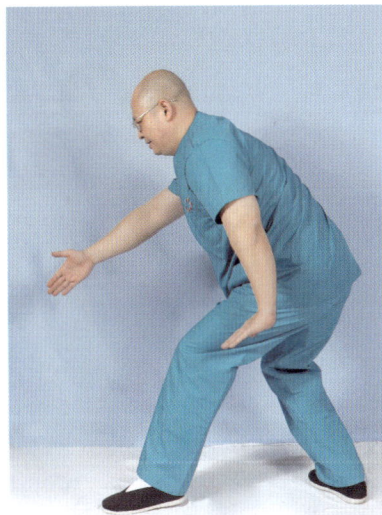

图 3.24 "虚步插掌"

　　"海底针"姿势训练的难度在于"虚步插掌"时的俯身下坐,对支持腿的负重能力和核心控制要求较高。在训练此姿势时,屈膝角度建议不超过 45°,要求治疗师从后面控制骨盆,给予保护。(见图 3.25)也可以让患者佩戴腰束带,治疗师通过控制腰束带进行辅助和保护。在"海底针"训练前,我们要对患者膝关节给予全面的评估,尤其是合并有髌骨软化症、膝关节滑膜炎和半月板损伤的患者,屈膝负重下会加重膝关节的疼痛,训练时应该减少屈膝角度。

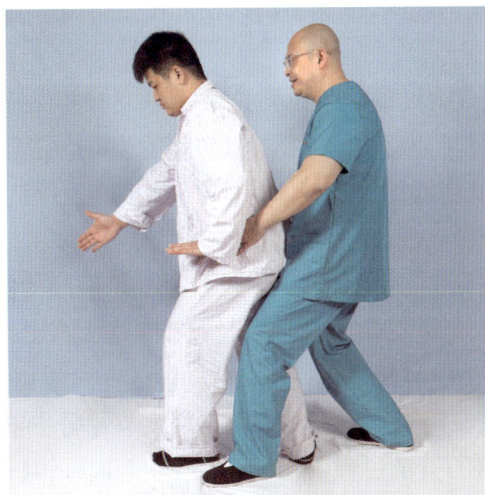

图 3.25a "虚步插掌",治疗师从后面扶住双侧
髂后上棘,控制骨盆,给予辅助和保护

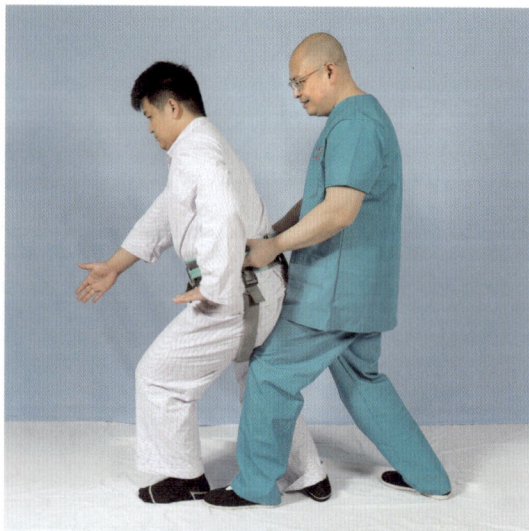

图 3.25b "虚步插掌",患者佩戴腰束带,治疗师从后面
握住腰束带提手,控制骨盆,给予辅助和保护

　　"左右蹬腿"的动作在太极拳姿势训练技术中我们提取其最后两个拆招,"提膝捧掌"和"蹬腿分架"。以左蹬腿为例,"提膝捧掌"时右下肢完全负重,左下肢髋关节屈曲、外展、外旋,膝关节屈曲抬起,左脚踝关节自然放松,双手交叉捧于胸前,右手在内,左手在外。以患者右侧偏瘫为例进行改良,左蹬腿时,健侧手可以托住患侧手,健侧足踝保持背屈。(见图 3.26)当进行右蹬腿时,如果患手功能较差,健侧手仍然在下托住患侧手,患足抬起时保持踝背屈。

　　这一拆招是此式太极拳的训练重点,单腿站立时要保持姿势稳定,对核心肌群要求较高。一开始为了负重稳定,患侧膝关节可以完全伸展,健侧腿的抬起幅度逐渐增加,以能够保持 3 秒钟为标准;如果不能保持则降低抬腿幅度,保持较好后增加抬腿高度,最后健侧脚的高度与患膝平齐。治疗师在患者训练时始终站在患侧保护,控制身体不要发生过分患侧倾代偿。对于抬起的对侧脚,根据脑卒中患者踝关节的功能障碍特点,要求成背屈趋势。(见图 3.27)

　　在抬腿高度和滞空时间都达到要求后,可以进行"蹬腿分架"的进一步训练。左脚在悬空状态下向左前方蹬出,保持踝关节背屈,同时捧于胸前的双手分别向左右打开,在打开的过程中,双手翻转,掌心向外,目视左手。改良后降低难度不要求蹬出腿的膝关节伸直,也不要求高度,目视前方,负重腿膝关节微屈即可。(见图 3.28)

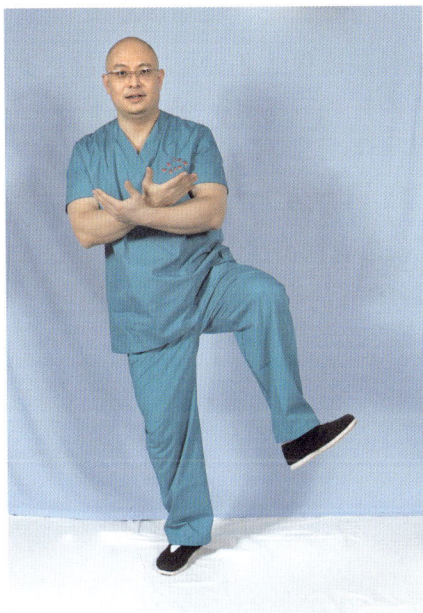

图 3.26 右下肢负重,左下肢外展、外旋、屈髋、屈膝,踝关节背屈,双手交叉捧于胸前,右手在内,左手在外

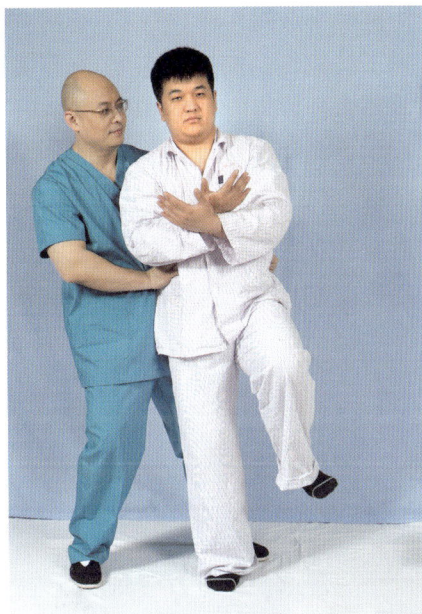

图 3.27 双手交叉捧于胸前,患腿负重,健侧脚抬起,髋关节外展、外旋、踝关节背屈,治疗师于患侧保护

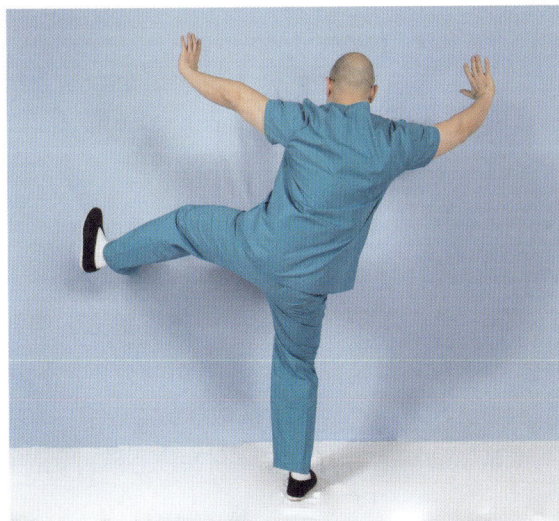

图 3.28 右腿站立,微屈膝关节,左脚向左前方蹬出,双手打开。不要求蹬出腿的膝关节伸直,也不要求蹬出高度

　　健侧下肢蹬出时,患侧下肢站立不稳,治疗师应全程在患侧保护;不要求健侧下肢蹬出的高度和速度,有膝关节的伸展动作即可。患者的下肢负重和核心稳定性较强时,我们再强调蹬出的动作要求。(见图 3.29)健侧下肢支撑,患侧下肢蹬出时不需要完全伸直膝关节,但要求患者有踝关节背屈的意识。无论健、患侧下肢支持,蹬出时双手要同步有打开的动作。之所以要求蹬腿的同时要有双手打开的动作趋势,是为了诱发患者保护性伸张反射的出现,太极拳姿势训练中很多动作都有这一作用,我会在专门章节中介绍。

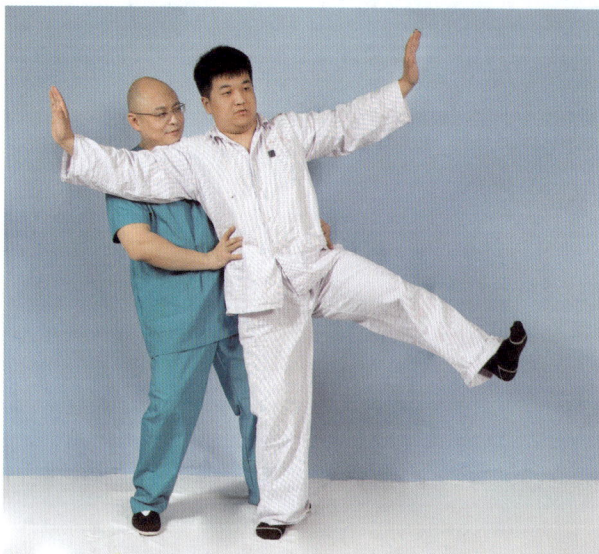

图 3.29 患腿站立,健侧脚向左前方蹬出,
双手打开,治疗师患侧站立保护

　　"左右下势独立"要求负重侧深度屈膝下蹲,难度较大,一般不建议脑卒中患者练习。对运动功能恢复要求高的患者可以尝试,但一定要注意避免运动损伤,这里就不详细介绍了。太极拳招式中还有很多姿势涉及重心的控制和核心肌群的训练,如"左右搂膝拗步""左右野马分鬃"等;再如"闪通臂",对左右重心的转移幅度更大。本章节中选取了以"云手"为代表的几个动作进行解读,基本上满足了脑卒中患者重心控制和核心肌群训练的要求。

第四章

『野马分鬃』——负重强化训练和踝背屈的诱发

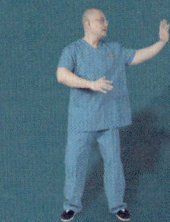

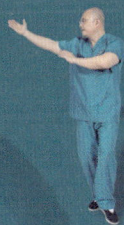

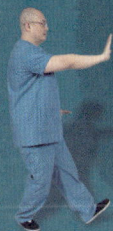

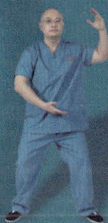

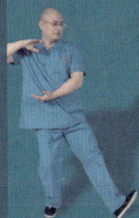

"野马分鬃"也是一个左右对称的太极拳招式,分为左、右"野马分鬃"。在太极拳姿势训练技术中,是重要的基础姿势之一。它通过双下肢交替的前后重心转移,起到了训练核心作用。但与"云手"不同,我把这一姿势训练定义为下肢的负重强化训练。不言而喻,其对脑卒中患者至关重要。因为下肢的负重能力和前后的重心转移是正常行走的关键。"野马分鬃"不仅是步行的基础训练,它还包括多个关键障碍点的康复,比如踝关节背屈的诱发。

我们先对这一完整姿势进行演示,左右"野马分鬃"接"起势"而来,分为八个分式:丁步抱球、转体迈步、弓步分掌、重心后坐、前移抱球、丁步收腿、虚步抱球、弓步分掌。①丁步抱球:上体微向右转,重心在右腿,双手于胸前抱球,左手在下,右手在上,掌心相对,左脚虚步收于右脚侧,前脚掌点地。(见图4.1)②转体迈步:上身向左微转,左脚向左前迈步,足跟着地,负重腿仍为右腿。(见图4.2)③弓步分掌:重心前移,左腿呈弓步负重,右腿蹬直,双手分掌,左手在上,手掌向内,指尖向前,右手在下,按于胯旁,双目平视前方。(见图4.3)④重心后坐:上身后坐,重心后移,右腿屈膝负重,左腿伸直,左脚尖翘起。(见图4.4)⑤前移抱球:左脚尖外撇60°后落地,身体就势左转,重心前移,左腿呈弓步负重,右腿蹬伸,左手向下翻转,右手向左上画弧,双手于胸前抱球。(见图4.5)⑥丁步收腿:左腿呈屈膝负重,右脚上步收到左脚内侧,呈丁字虚步,脚尖点地。(见图4.6)

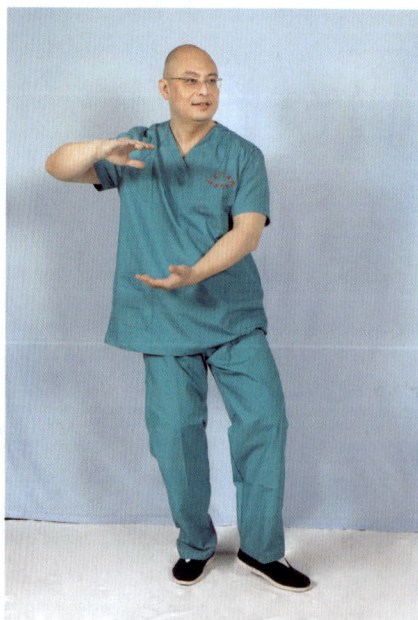

图4.1 "丁步抱球"

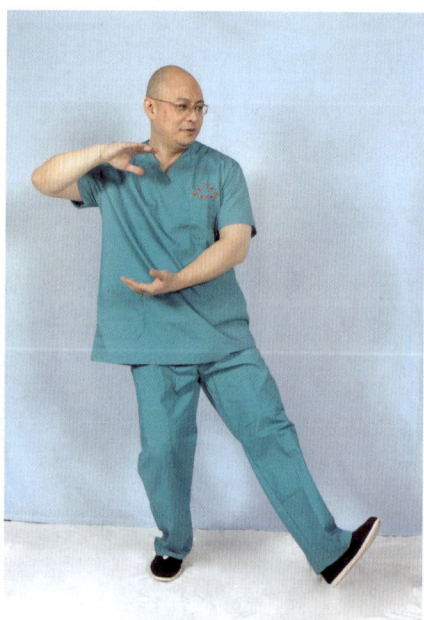

图4.2 "转体迈步"

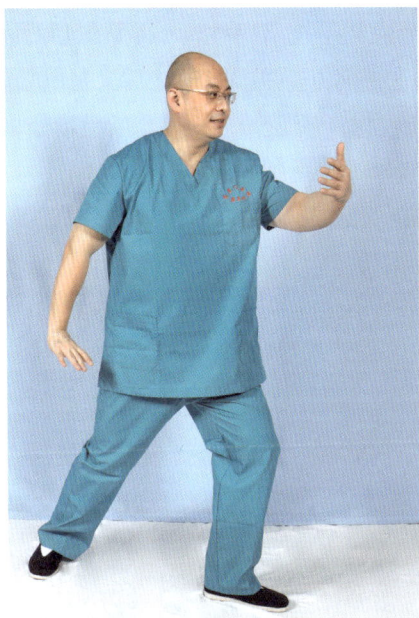

图 4.3 "弓步分掌"

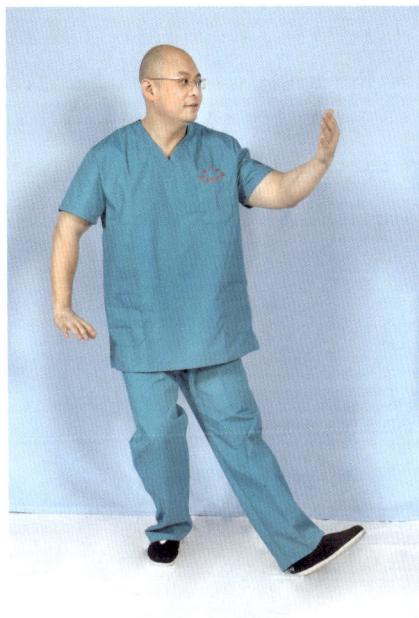

图 4.4 "重心后坐"

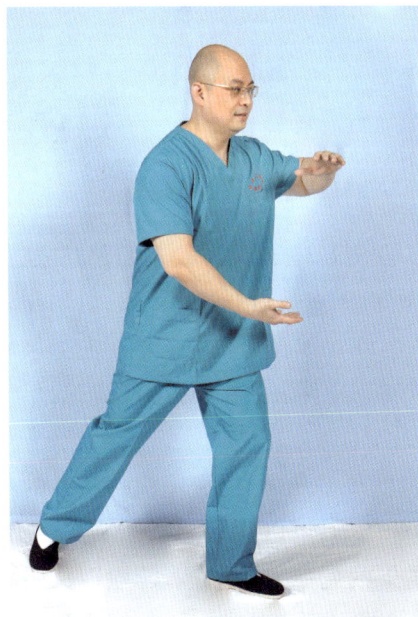

图 4.5 "前移抱球"

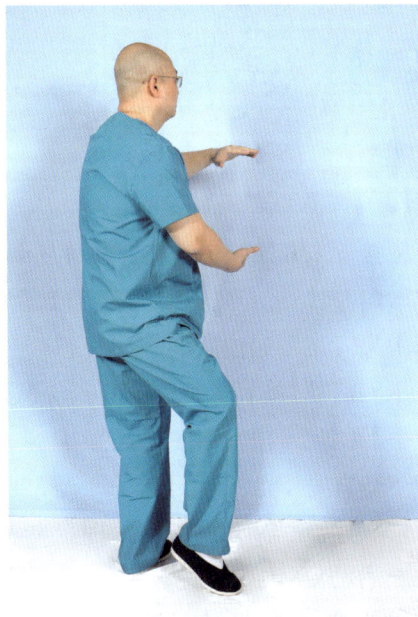

图 4.6 "丁步收腿"

⑦虚步抱球：右腿斜向右侧伸出,足跟着地,足尖翘起,双手保持抱球状。(见图 4.7)⑧弓步分掌：重心前移,右腿呈弓步,左腿蹬直,双手分掌,右手在上,掌心向内,指尖向前,左手在下,按于胯旁,双目平视前方。(见图 4.8)之后又是重心后坐,改为左腿屈膝负重,前移抱球,左腿跟步收腿,直到完成左腿弓步的弓步分掌,一个完整的左右"野马分鬃"结束。左右"野马分鬃"朝同一方向前进,图片为了更好的展示转换了角度拍摄,避免引起歧义特此说明。

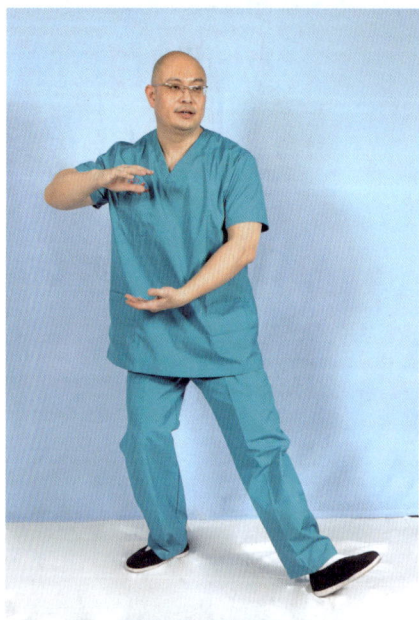

图 4.7 "虚步抱球"　　　　　图 4.8 "弓步分掌"

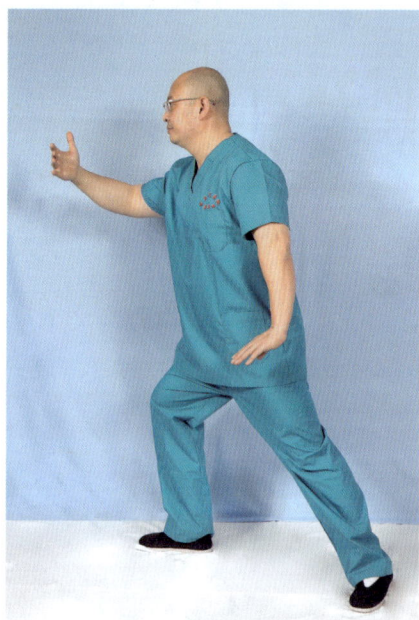

接下来开始脑卒中患者的康复训练。左侧野马分鬃练习：先自然站立,上体微向左转,重心先转移至右下肢,保持微屈膝,左下肢屈髋、屈膝。针对早期卒中患者足跖屈内翻的病理状态给予纠正,左足改良为全足着地。右上肢平举于胸前,肘关节屈曲,掌心向下,腕关节和手指伸展；左手向右下画弧,落于右手下,掌心向上,与右手呈抱球状。(见图 4.9)

如右手不能完成肩关节平举,可以降低平举角度,但一定保持腕掌的伸展,保持与左手的抱球姿势,即根据患者的能力,可以"抱小球"。(见图 4.10)这一启动姿势强化了右侧膝关节在负重下的屈曲控制、右下肢股四头肌和臀部肌群的力量,进一步增强了右下肢静态的重心控制,为向前迈步做好准备。

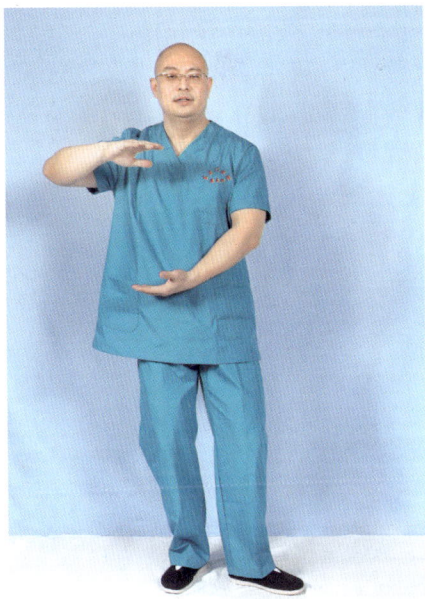

图 4.9　左"丁步抱球",左足全足着地

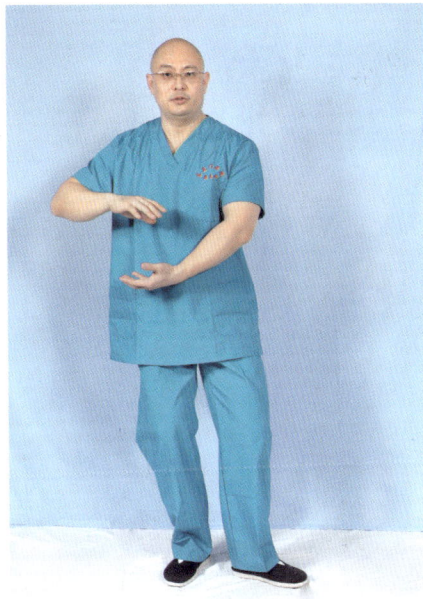

图 4.10　左"丁步抱球",左足全足着地,
　　　　双手抱小球

在启动相时,左"丁步抱球"姿势对于右侧偏瘫患者,我们强调偏瘫侧的负重和保持,为健侧下肢迈步做好充分准备,重心控制越充分,健侧屈髋、屈膝完成得越好,迈步的方向与步幅控制也更好。如果左下肢偏瘫,我们强调启动相时屈髋、屈膝、踝背屈的联合动作。(见图 4.11)

转体迈步,向左前方迈出左侧下肢,膝关节伸直,足跟先着地,双上肢仍然保持抱球状,此时右下肢屈膝角度增大,重心仍然在右下肢。若患侧为右侧,可加强患肢的重心控制和负重能力,以及膝关节的控制,根据患者的能力逐步调整左下肢迈出的步幅,早期可以步幅小一些,要求足跟着地、足背屈。对于左侧偏瘫不能完成足背屈的患者,可以全足着地或由治疗师辅助控制完成足背屈。(见图 4.12)

而后重心向左侧转移,左下肢过渡呈弓步,进行"弓步分掌"的动作。右下肢就势蹬直,保持髋关节向后伸展,右下肢前脚掌着地。(见图 4.13a)右侧偏瘫患者右足跖屈困难时,可以全脚掌着地,或由治疗师辅助控制足前掌着地,完成足跖屈。(见图 4.13b)弓步站稳后,左手从下向左上画弧分开,肩关节屈曲外展,肘关节微屈,腕关节保持伸展,指关节伸展,上举位置与左肩齐平,肘关节低于肩关节,保持微屈,即"沉肩坠肘",双眼目视左掌心。此时要求

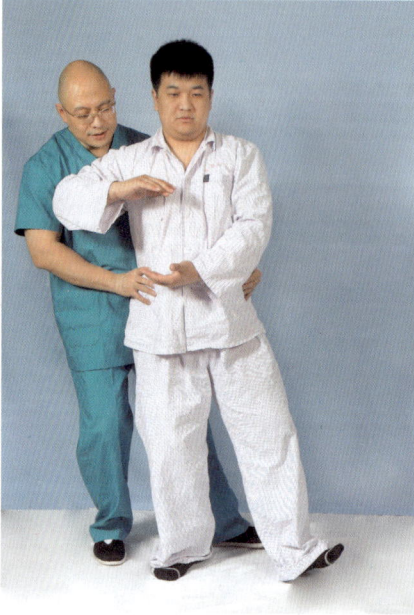

图 4.11a 右侧偏瘫负重强化,治疗师于右侧辅助保护

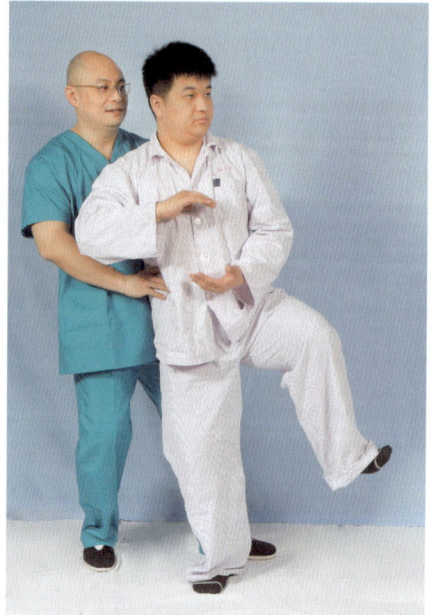

图 4.11b 右侧偏瘫负重强化,左下肢屈髋、屈膝、踝背屈,治疗师于右侧辅助保护

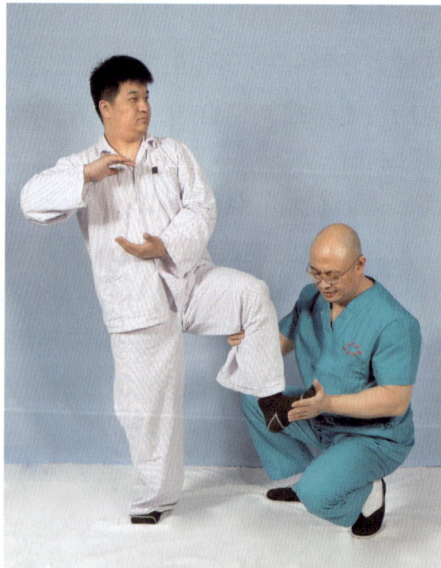

图 4.11c 左侧偏瘫屈肌协同强化,治疗师蹲在左侧,纠正髋关节、膝关节屈曲和踝关节背屈

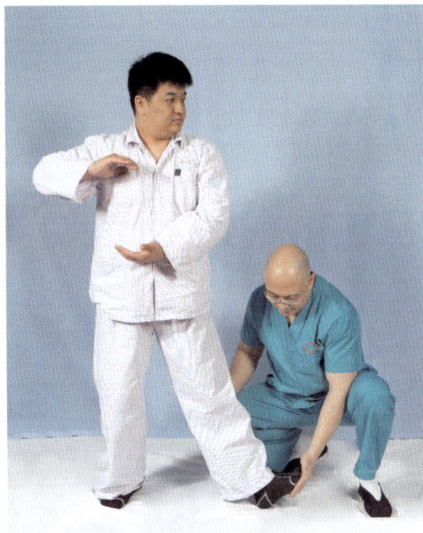

图 4.12 左侧偏瘫,转体迈步,治疗师蹲在左侧,在患者迈步过程中一手控制膝关节伸直,一手辅助完成踝关节背屈,使左足跟着地

左手指的方向斜向上而非横向,这样如果左侧是患侧,可以避免横向时诱发腕屈曲。右手向右下画弧下压,落在右胯旁,右肘微屈,右腕关节保持背屈、手掌伸直,指尖向前。左侧偏瘫时,根据患侧肢体的肌力情况,不要求标准的弓步,膝关节保持一定角度的屈曲即可。这样可以使患侧下肢负重比例减少,但需要患者重心向左前的同向移动,躯干前倾与左足方向一致。(见图 4.13c)

左侧偏瘫患者左下肢负重稳定后,可以先躯干旋转至左前方后再完成上肢动作。动作完成熟练后,要求躯干的旋转与上肢动作同步完成,体会由骨盆的旋转带动左手由下而上的发力,进一步强调骨盆和肩的交互训练。此时治疗师控制患者骨盆,协助患者完成前倾和旋转。也可以通过治疗师对患者骨盆的控制,帮助其稳定躯干,增加本体感觉的输入。(见图 4.14)太极拳拳义强调躯干的旋转控制和下盘的力量强化,正是骨盆控制训练的体现。

右下肢随着重心的前移,由髋关节、膝关节的屈曲位变成髋关节、膝关节的伸展位。根据患侧左下肢的负重肌力,调整右下肢的伸展角度和用力方向。左下肢屈膝负重较好的情况下,可以加大右下肢伸展的角度和右足跖屈、外翻幅度,使重心更加向左前方移动。此时左侧上肢由下而上保持肩关节外展,肘关节屈曲状态下的腕关节中立位。治疗师可以采取在左腕关节背侧给予阻力对抗,强化腕关节的背屈趋势,纠正腕关节腕屈的痉挛模式。(见图 4.15)

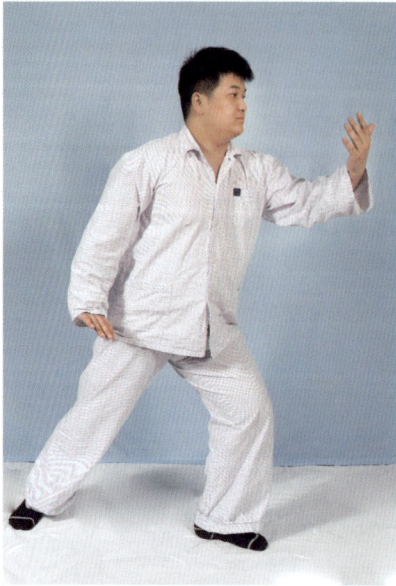

图 4.13a "弓步分掌",右足前脚掌着地,左膝弓步

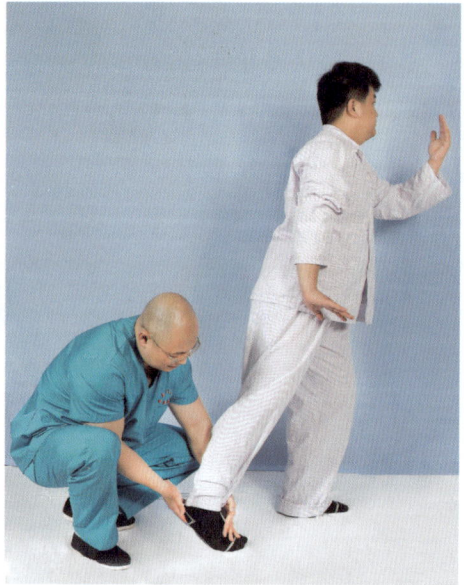

图 4.13b "弓步分掌",治疗师辅助患者右足前脚掌着地呈跖屈,左膝小弓步

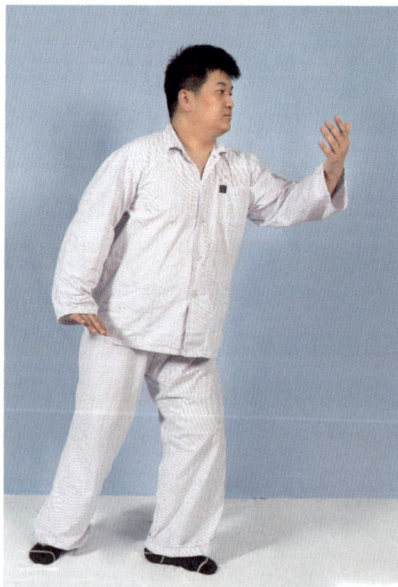

图 4.13c "弓步分掌",右足全足着地,左膝小弓步

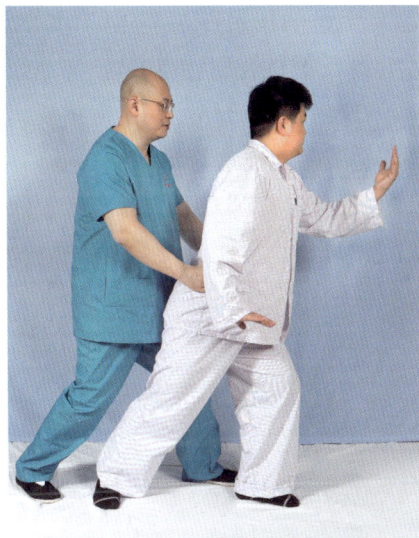

图 4.14 "弓步分掌"时治疗师参与控制患者的骨盆前倾和旋转

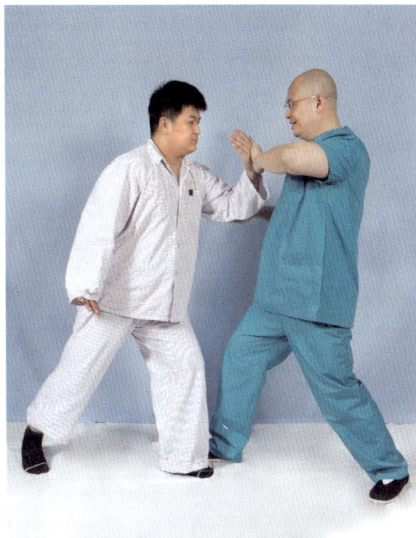

图 4.15 "弓步分掌",治疗师在患者左手腕背侧施加阻力,右下肢蹬伸,足跟屈外翻

让患者通过下肢的蹬伸来对抗阻力,体会太极拳远端的劲儿由躯干和下肢发力,即"膨劲",一种向外的蓄势待发状态。这是传统太极拳拳义之一,即太极拳姿势训练技术中所阐述的"劲",这种内劲的运用与康复的结合我们在很多章节中都有叙述。在这里我们可以理解为腕关节背屈和指关节伸展的运动趋势的诱发。患者的痉挛状态的大多数情况是在运动的启动和过程中容易被强化,而"膨劲"的练习可以避免错误模式的触发,尤其是我们指导患者经常从事太极拳这种内劲的训练后效果更为明显。

通过远端手的抗阻诱发骨盆的对抗性前倾和右下肢的跖屈蹬踏,增加支持腿的负重,进一步强化了重心的前移和控制。而手的背屈和手指的伸展动作,同时联动了躯干和下肢,加强了上下肢的协同运动能力,我们可以称之为全身运动链的运动模式。当然太极拳的姿势是基于完全分离运动模式基础上的,这一运动链的协同运动不会导致联带运动模式的诱发和强化。

左"野马分鬃"还没有结束,在向右"野马分鬃"转化前,我们还要完成以下动作练习。

我们需要重新将重心转移到右下肢,此时我们在保持下肢位置不变的情况下,髋关节水平向后移动,右下肢由伸展转为屈曲,髋关节、膝关节屈曲,同时臀部向后向下,左下肢由于髋关节的向后位移而从膝关节屈曲位到膝关节伸展位。此时重心几乎完全负重在右下肢。关键的技术点在于,由于重心向右下肢的完全位移,左下肢膝关节伸展,左足踝反射性背屈,前脚掌抬离地面,左足跟着地。此时上肢保持姿势同前不变。这一重心转移过程尤为重要,它是踝关节背屈诱发的有效方式之一,对纠正足下垂也有很好的效果。我们可以鼓励患者反复练习这一重心后坐的转移姿势。治疗师双手放在患者腰间,示指搭在患者的髂前上棘,拇指放在髂后上棘,通过引导患者骨盆的后撤协助患者臀部后坐,强化重心的后移,同时也起到保护作用。(见图 4.16)

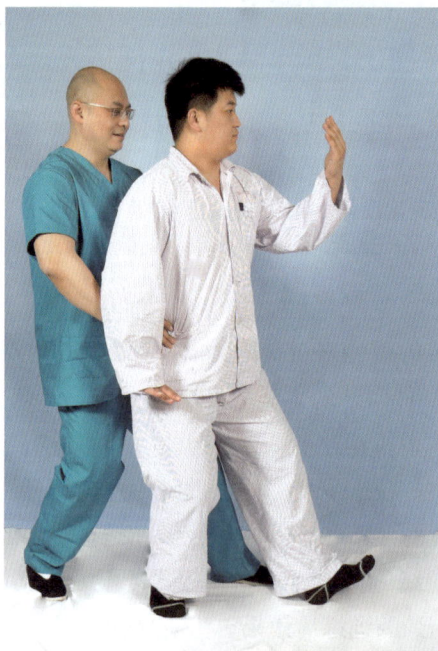

图 4.16 治疗师控制骨盆辅助患者后移下坐

这与 Bobath 训练中背靠墙后仰诱发足背屈有些类似,但太极拳这一动作更强调了主动诱发,并且是在对侧下肢负重加强的基础上,意义更大。更能反映我们日常行走时的步态特征:支撑相向摆动相转化时,一侧下肢负重和另一侧背屈的协同。实际训练效果也更好。如果是患者右侧下肢偏瘫,我们这一姿势训练的重点是下肢的屈膝负重,上身的后坐实际是离心运动,对臀部肌群,比如臀大肌、股四头肌和股二头肌群都有强化训练效果。

当重心完全转移至右下肢后,我们可以根据患者的力量情况,要求在屈膝负重位保持几秒钟,加强臀部肌群的力量训练。而后重新将重心向左前方转移,这一转移过程前,需要完成一个关键性动作,即左脚脚尖向外旋转约30°,且伴随身体左转,考虑到脑卒中患者的能力,改良后减小外旋角度。(见图4.17)鼓励患者完成足尖小角度外旋的动作训练,主要是起到强化踝关节的主动控制作用。这一外旋动作在初起可能很难完成,有些患者会出现不自主的髋关节外旋代偿。治疗师不必刻意纠正这一代偿动作,髋关节的代偿可以协助转体,并不会强化下肢联带模式或增加肌张力障碍。

外旋完成后,全足着地,髋关节向左前方平行位移。左下肢屈髋、屈膝、屈踝,呈弓步,右下肢伸展,重新回到之前的姿势控制,由于左脚外旋的原因,身体略向左转。接下来重心继续向左下肢转移,左脚跟上一步,靠近左下肢,要求左下肢保持膝关节轻度屈曲位。左下肢完全负重困难时,右下肢也可参与负重,此时仍以左下肢负重为主,针对右下肢跖屈困难的患者,全足着地或足前掌着地均可。(见图4.18)左下肢的负重稳定后,右下肢屈髋、屈膝,为接下来的右"野马分鬃"向右跨步做准备。

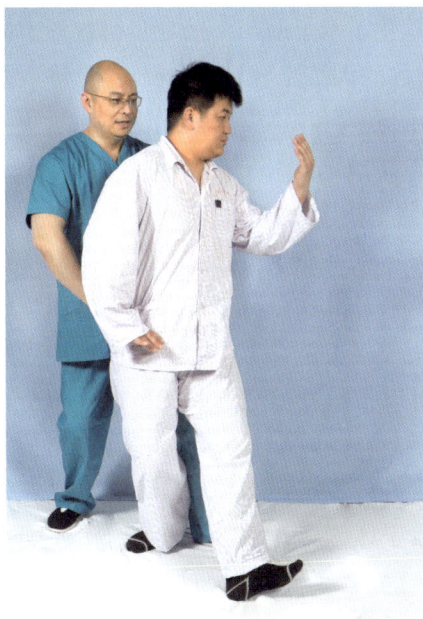

图 4.17 右下肢屈膝负重,左膝关节伸展,踝关节背屈、外旋,治疗师辅助控制患者骨盆

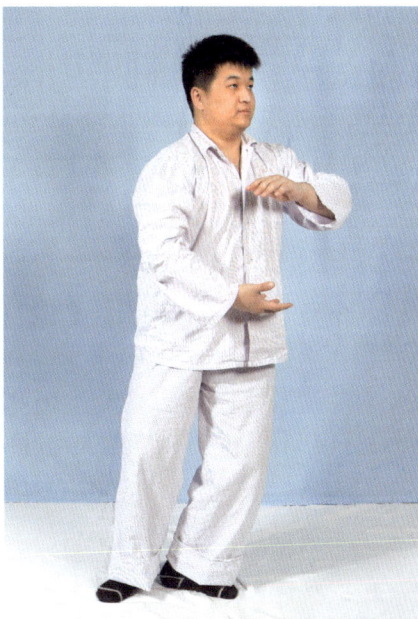

图 4.18 前移抱球,右下肢全足着地

这一过程中,左上肢肩关节平举,肘关节屈曲,手掌张开,掌心下翻。右上肢由肩关节向后伸展位向内收、内旋,右手由右胯位置掌心上翻向左前画弧,肘关节

屈曲,手掌伸开,掌心向上,与左手掌心相对,呈抱球状。左手在上面按住球,右手在下面托住球,保持球的稳定。早期根据患者的能力,我们可以在患者左下肢弓步负重稳定后,再完成上肢的姿势演变。随着运动能力的提高,我们要求患者右脚向前跟步位移的同时完成这一过程,右上肢随着重心前移,手腕翻转,抄手而上,通过肩关节的内收和内旋,使双手掌靠近,掌心相对。左上肢的动作其实是在原有姿势控制的基础上,就势掌心向下翻转,伴有肩关节后伸。这一双上肢的动作链,强调了左下肢负重时,右上肢的向前、向内摆动,左下肢向外、向后的摆动趋势。这符合步态的协调性规律,对步行训练的意义不言而喻。

当左下肢完全的屈膝负重后,右下肢向右前方迈出,同时右上肢向右前方由下至上画出弧线。开始"右野马分鬃"的姿势训练,与"左野马分鬃"对称。训练要求同"左野马分鬃"。

左右"野马分鬃"的交替反复训练,各自对健、患侧训练的重点不同。以左侧偏瘫为例,左"野马分鬃"时强调左下肢重心转移和控制,踝关节背屈诱发,并强化手的伸展训练,腕关节的旋转训练;而右"野马分鬃"则强化右下肢的负重耐力和力量训练。整个动作潜移默化了双上肢与下肢在步行过程中的协调性训练。更为有趣的是,左右姿势对称的训练是健、患侧同步感觉输入的强化,对运动感觉、空间位置觉、本体感觉的输入和恢复都具有作用。

需要强调的是,当患者在经过3~5个"野马分鬃"的连续训练后,马上进行一个适度距离的步行训练。要求患者将"野马分鬃"的训练要点运用到步行中来,诱导患者利用太极拳姿势训练的感觉来完成步行,尤其是交替负重、交替重心转移、交替双上肢摆动的感觉。患者往往在马上进行的步行训练中获得意想不到的康复效果,很多患者会发现其步态发生了明显的优化。当然这一过程需要我们反复多次强化,我们可以把沿着前进方向交替进行的左右"野马分鬃"作为步行训练的强化过程。

作者从"野马分鬃"演化出专门步法进行步态训练。步法训练不要求患者完成上肢动作,只需要双手自然下垂放于体侧。开始步法练习时治疗师全程控制患者骨盆的运动。

野马分鬃的步法:启动位置,先自然站立与肩同宽,双手放于体侧。从左侧丁步抱球或从右丁步抱球开始均可,与姿势训练的下肢动作要求一致,治疗师控制患者骨盆来协助患者躯干的位移和旋转。转体迈步时,治疗师控制骨盆不向前位移,保持重心仍然在右侧;弓步重心前移时,治疗师控制骨盆的旋转和前移,保持与脚尖方向一致。(见图4.19、图4.20、图4.21、图4.22)

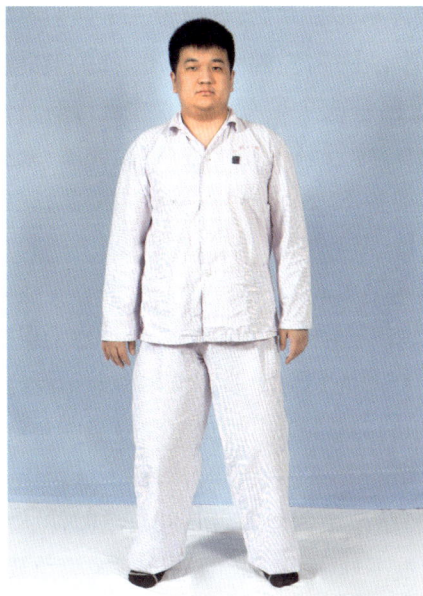

图 4.19 双手放于体侧,双脚分开站立

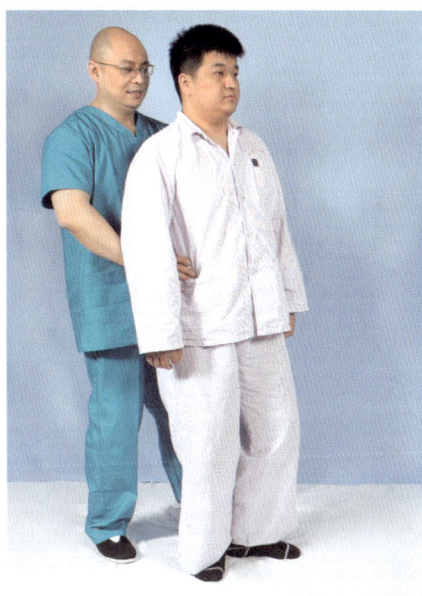

图 4.20 右腿负重屈膝,左脚收回,治疗师控制骨盆向左侧转

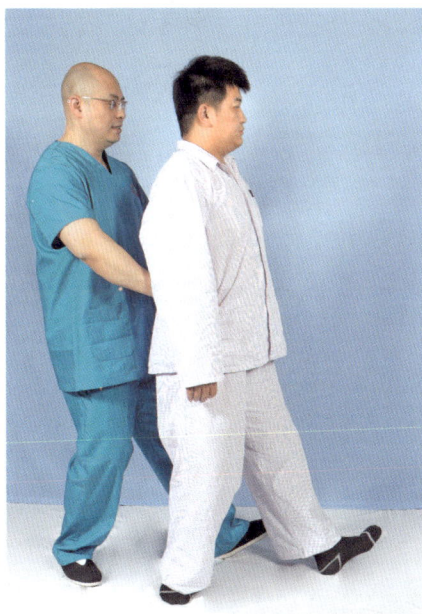

图 4.21 治疗师控制骨盆不动,患者左脚向斜前方迈出,足跟着地,右膝关节屈曲

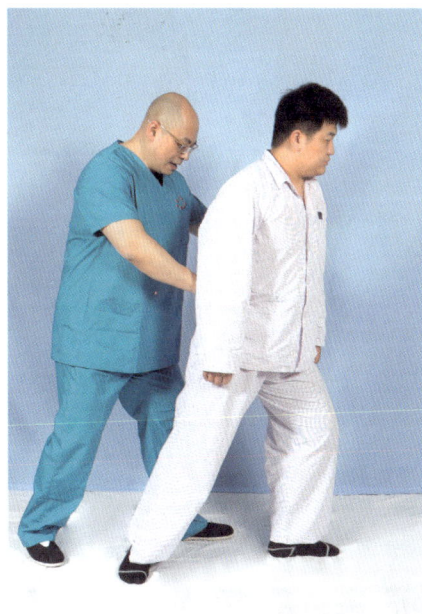

图 4.22 治疗师控制骨盆向左前平移,保持与左脚尖方向一致,左腿呈弓步,右腿蹬直

　　早期的步法训练取消重心后坐,完成左弓步分掌后,让患者右下肢后蹬直接靠近左下肢。治疗师在患者身后控制骨盆上提,左髋顺势伸展,膝关节保持微屈,右脚后蹬,落在左脚前呈右丁步,足前掌或全足着地。继续进行右转体迈步的下肢步法。右弓步分掌完成后,治疗师控制上提骨盆,右髋伸展,左脚顺势跟上落在右脚前,与右脚呈左丁步,准备下一个左转体迈步。至此,完成一个完整步法。(见图4.23、图4.24、图4.25、图4.26)

　　步法训练的要点:①患腿迈出后,强调足跟着地,足背屈。②重心支撑腿的膝关节始终保持屈曲。③迈出脚同时,躯干随之向斜前方旋转,与足尖保持方向一致。④随着下肢负重能力的提升,弓步时后伸腿前脚掌用力向下蹬,加大前腿的负重控制。⑤患腿在前时,初期可以减少迈出的步幅和弓步的角度,使重心上移,便于健侧下肢的上步跟进。⑥健侧下肢负重时,患侧下肢迈出时要做出屈髋、屈膝的动作。这一点很重要,脑卒中偏瘫患者下肢负重时伸肌痉挛较重,且多有阳性支持反射的强化,负重下屈髋和屈膝的训练就尤为重要,它是下肢步行时摆动相的启动要求。⑦要求治疗师在患者早期进行步法训练时全程控制患者骨盆,强化重心的移动感觉。

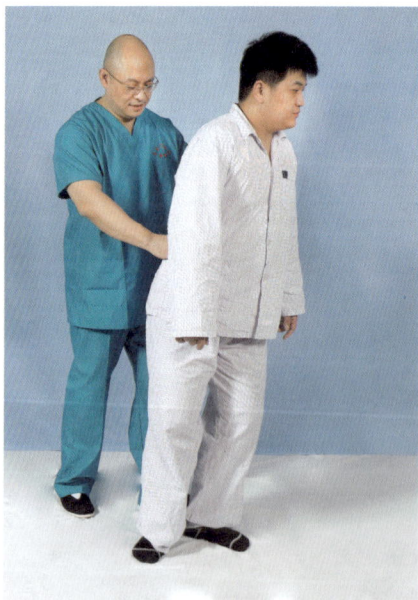

图4.23　治疗师控制骨盆上提,左髋顺势伸展,膝关节微屈,右脚后蹬落在左脚右前方呈右丁步,足前掌或全足着地

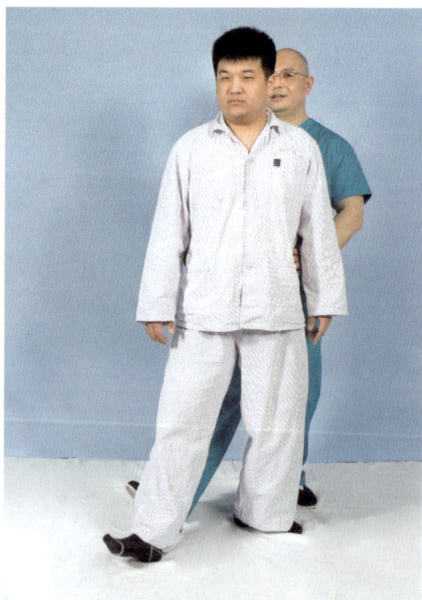

图4.24　治疗师控制患者骨盆,上身右转,右侧下肢屈髋、屈膝,踝关节背屈,向右前方迈步,足跟着地

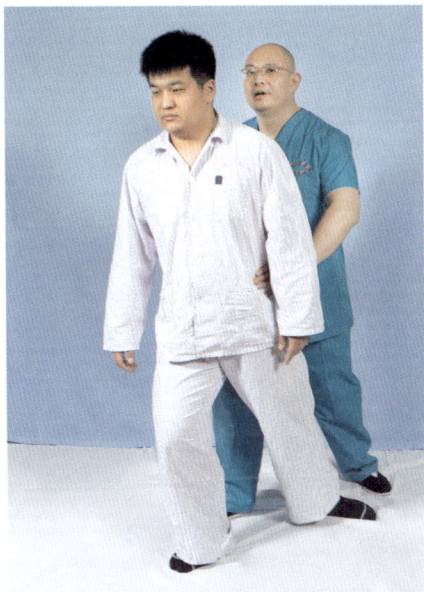

图 4.25 治疗师控制患者骨盆向右前方平移,右下肢呈弓步,左下肢伸直,左足前掌或全足着地

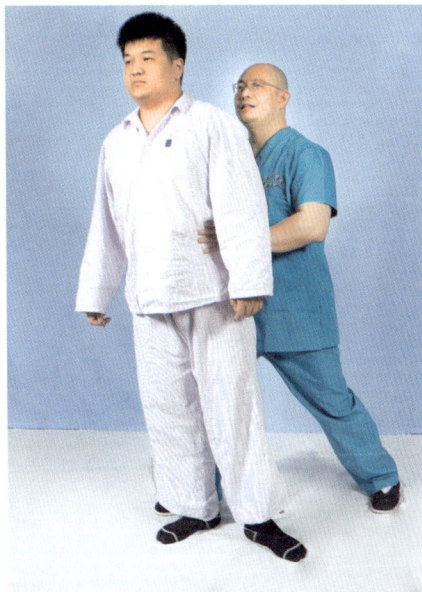

图 4.26 治疗师控制骨盆上提,右髋伸展,膝关节微屈站立负重,左脚落在右脚左前,与右脚呈左丁步

　　连续的左右野马分鬃步法使身体重心不断的前移,实际上完成了向前行走的训练。可以看作是行走摆动相的半程动作,强化重心转移控制的同时也进行了步态训练。作者通常会让患者连续完成 5 个以上的左右野马分鬃步法,马上进行步行,步行 10~20m 后休息。这样反复多次,以强化运动感觉。随着患者较为熟练掌握这一步法后,再将重心后坐的下肢姿势加进来,进一步加强支撑腿的负重和踝关节的控制。

　　作者非常推荐野马分鬃的反复习练,它能够有效提高下肢的负重能力,诱发和强化足背屈。有一位脑梗死后遗症 10 年的患者,来作者所在医院就诊时左下肢痉挛步态,足背屈不能完成。反复的野马分鬃强化练习后,足背屈成功诱发,下肢的负重力量和耐力明显加强,改善了步态。患者前往北京香山景区游玩,香山海拔 570 余米,主峰到入口的垂直落差 400 多米。患者从山脚下登到人称"鬼见愁"的山顶"香炉峰",中途没有休息。患者非常兴奋,将自己的登山照片和视频发给了作者。患者全程较好的控制了痉挛步态,作为他的康复医师,作者由衷为他高兴。

第五章

『左右穿梭』——体会太极拳的『内劲』

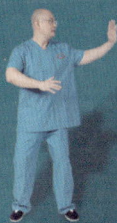

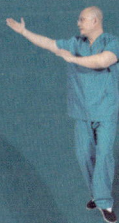

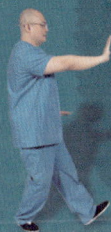

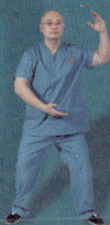

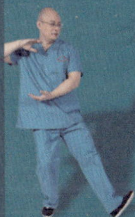

　　太极拳中有一个动作叫"左右穿梭",也是一个左右对称的动作,在对下肢和上肢的训练中与"野马分鬃"有相似的作用,但也有不同。这个动作既可以强化下肢力量,强化核心肌群,也可以作为上、下肢协调性的训练,关键是可以通过反复的静态和动态姿势练习,让脑卒中患者体会到太极拳功法发力的方式和感觉。下面我们来介绍这一动作如何应用于脑卒中患者的康复。

　　我们先从简化太极拳中的"左穿梭"开始,这一招在传统太极拳中接"右下势独立",在开始"左穿梭"前有一个过渡动作。"右下势独立"结束后左腿放下向左前方跨出半步,左足跟着地,这里要强化足背屈的控制,身体朝向正前方,屈右膝,右股四头肌和臀部肌肉发力,重心略下降,如果右侧为患侧,右侧膝关节的屈曲角度可以适度减小,然后身体朝向左腿方向微转。同时右手在下,掌心朝上。左上肢肩关节屈曲90°,平举于胸前,肘部弯曲,左手平举于胸前,掌心向下,肘部略低于肩(即坠肘),双手于左胸前呈抱球状。(见图5.1)

　　如果卒中患者左侧肢体偏瘫,则强化左上肢肩关节的屈曲、平举。在太极拳姿势中,我们一直在强调上肢动作的"沉肩坠肘","沉肩坠肘"可以纠正卒中患者肩胛带上提的联带运动模式。在患者上肢完成这个动作时,我们不要求上肢平举的高度,而是要求不能耸肩,而且肘关节的高度要低于手腕的高度,即使平举的角度很小也不能忽视这一原则。(见图5.2)

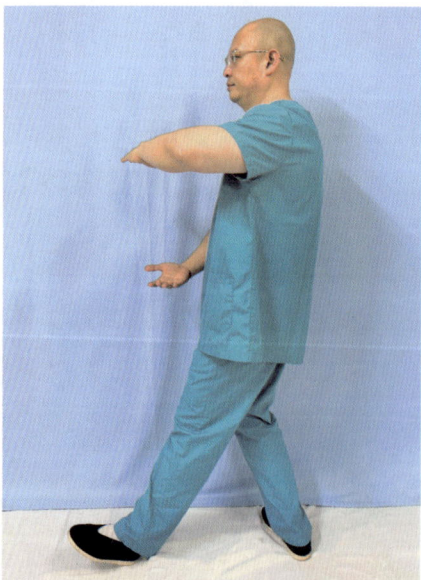

图5.1 右膝屈曲负重,左足跟着地,身体向左微转,右手在下,左手在上胸前抱球

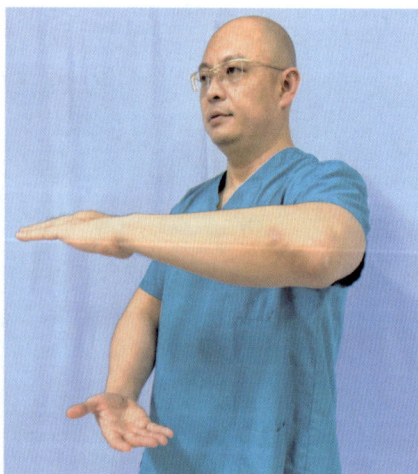

图5.2 胸前抱球,肩部放松,肘部高度低于肩

在太极拳姿势训练的其他动作中,我们也应该遵循这一原则。如果患者右侧偏瘫,则这一姿势的静态习练强化患侧下肢的力量、膝关节的控制,可以逐步增加膝关节屈曲角度,以强化下肢力量。这一动作可以作为站桩的训练之一。关于站桩训练,我们会在第八章将一系列适合站桩训练的姿势予以罗列。

脑卒中患者开始练习"左穿梭"的动作时,可以先不进行这一过渡动作的学习,而直接从下面介绍的"丁步抱球"开始,保持"左右穿梭"动作的对称性,这样更便于患者理解。待"左右穿梭"熟练后,再加入这一过渡动作的练习,增加下肢重心过渡转换的难度。

接下来,进入"左穿梭"的"丁步抱球"拆招,重心向左下肢过渡,右脚蹬伸,右侧膝关节伸展,屈左膝;当重心平移至左脚时,右脚向前跟半步,脚尖点地,呈右虚步。(见图5.3)视患者下肢力量程度,重心可以完全由左下肢支撑或部分支撑;右下肢部分负重时,可以全脚掌着地。(见图5.4)

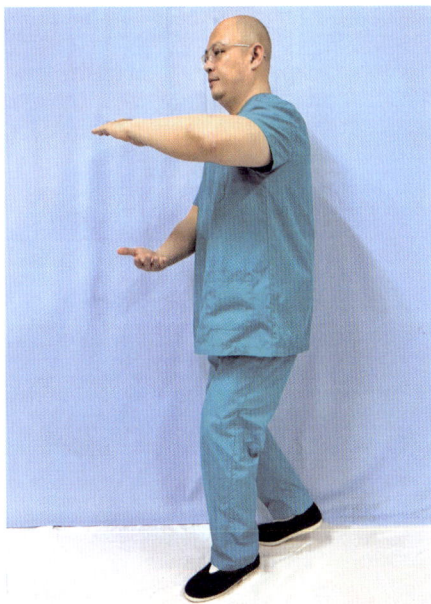

图5.3　屈左膝,重心平移至左脚;右脚向前跟半步,脚尖点地,呈虚步

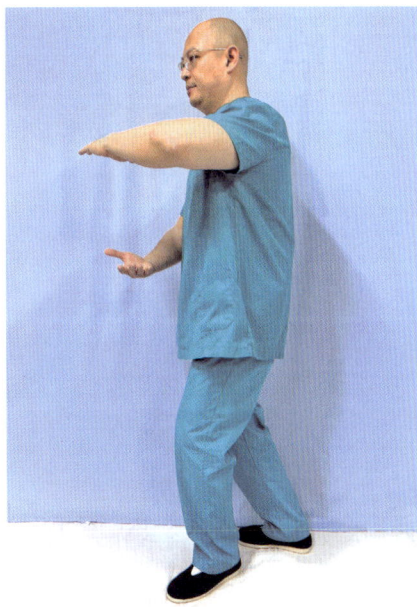

图5.4　左腿负重时,右全足着地

重心过渡后,是"虚步挑掌"的分式。左下肢负重,屈膝,右脚向右前方迈出,脚跟着地,保持足背屈。向右跨出的步幅,根据左下肢的支撑和平衡能力,

可以为一步或半步。关键点是左膝的屈曲控制和右足的背屈动作。此时右手由胸前抱球状,右斜向约60°方向上挑,掌心斜向上,左手自然下落至胸下,夹肘,腕轻度背屈,双目平视右前方,蓄势待发,为下一分式前推做准备。(见图5.5)上肢动作强调夹肘时避免肩关节上抬,纠正腕关节下垂。嘱患者夹肘时肘关节后撤,保持左上肢肌肉收缩,呈"蓄劲"状态。

左穿梭的最后一个分式是"弓步架推",是此姿势关键的分式。左下肢由屈膝位伸直,左脚蹬地,但仍保持全足着地。重心向右下肢转移,右足从背屈位成全足着地,右膝屈曲,呈右弓步。身体就势向右脚的方向旋转,右手就势外翻,掌缘向右上方,有向外架挡的用力趋势。左手从左肋顺势随着重心的前移,向前推出,将之前的"蓄劲"释放。左手保持腕背屈,手臂与肩同高,掌心向前,双目视左手方向。(见图5.6)

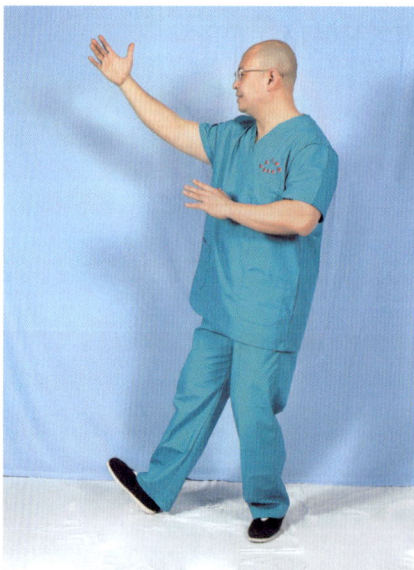

图5.5 左下肢负重,右下肢迈出,足背屈,右手沿弧线上挑,左手下落胸下,夹肘

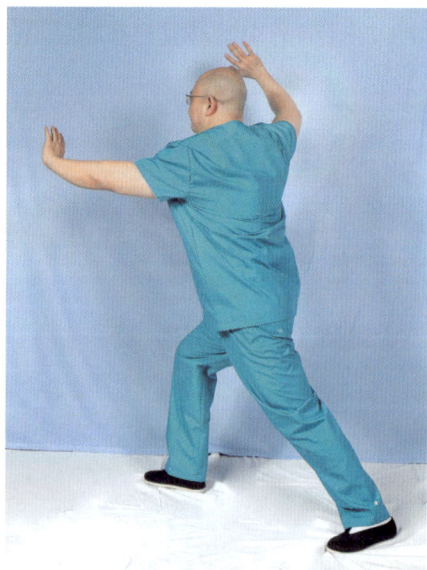

图5.6 左下肢蹬伸,右下肢弓步负重,右手架挡,左手推出

这一招式有三个关键训练点:一是下肢从左向右的弓步重心转移;二是双上肢随重心转移,就势旋转发力前推,左手推出时保持腕背屈;三是左下肢蹬伸时,左足背屈和左腿腓肠肌的拉伸,这几个关键点的训练有利于患者的核心、平衡、下肢力量的训练。尤其是重心转移过程中的上下肢交互运动,在右下肢前弓步的情况下强化左上肢的前伸,也是肩胛、骨盆交互运动的形式。骨

盆的旋转配合上下肢的发力(左上肢推出,左下肢蹬伸,骨盆向右旋转),对步行时的协调性训练和骨盆的灵活性训练都有效果。可以较好纠正卒中患者在步行时上肢无摆臂动作、髋关节僵硬、平衡差等功能障碍,反复训练改善步态的效果明显。

在进行左穿梭向右穿梭的转换过程中,左脚可以顺势蹬进,如果右腿支撑力弱,可以先将重心略向后平移,但主要重心此时仍然在右腿,左脚蹬地向前停于右脚内侧,超过右脚半步,脚尖点地,与右脚略呈丁字步,重心初期控制不好,可以左腿全足着地,加大平衡稳定性。站稳后,左手由原来向前推,做弧线下落至腹前,掌心向上;右手由原来的向外架挡,顺势放至胸前,掌心向下与左手共呈抱球状,双目视前方。(见图5.7)而后的动作要领与左穿梭一致,虚步挑掌后为左手架挡,右手前推,左下肢弓步,右下肢蹬伸。训练的关键点也相同,左右肢体动作互换。(见图5.8)

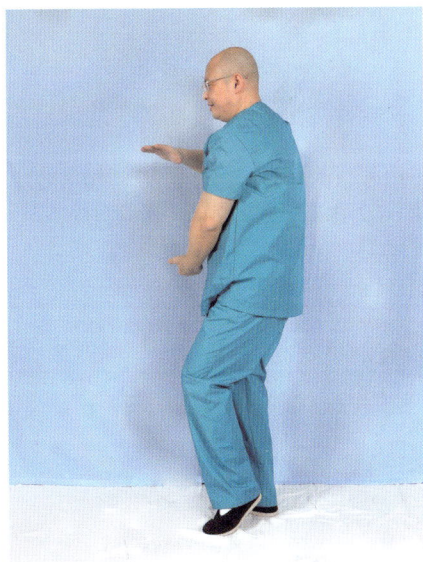

图 5.7　右腿负重,左脚停于右脚内侧,与右脚略呈丁字步,右手在上,左手在下,双手胸前抱球

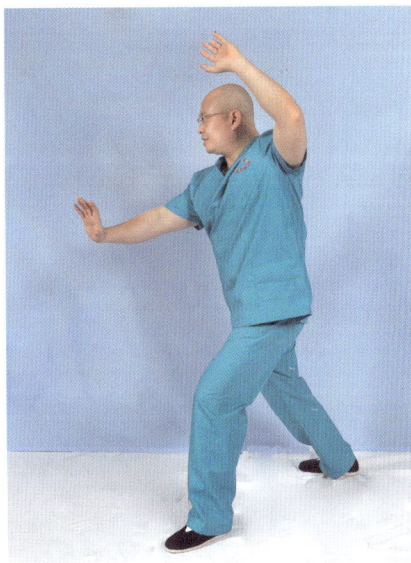

图 5.8　右下肢蹬伸,左下肢弓步负重,左手架挡,右手推出

这一姿势熟练后,要让脑卒中患者体会"蓄劲"与"释放蓄劲"的发力感觉。尤其是弓步架推前肌肉等长收缩,弓步架推时通过核心发力将"劲"释放的过程。以骨盆为核心,将发力过程分为两个部分:①完成下肢蹬伸和骨盆旋转的同步发力。治疗师控制骨盆,嘱患者下肢发力蹬伸时就势协助患者骨盆

旋转,反复体会蹬伸与骨盆旋转的惯性连接。此时不同步完成上肢动作。(见图 5.9)②控制骨盆的旋转来诱发上肢的架推。让患者体会上肢是借着骨盆旋转的力道顺势向外架挡,此时下肢保持弓步,不发生蹬伸力。(见图 5.10)

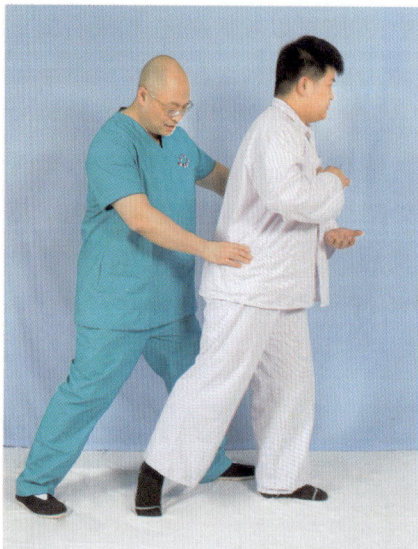

图 5.9a 治疗师控制骨盆,让患者体会下肢和骨盆的同步发力

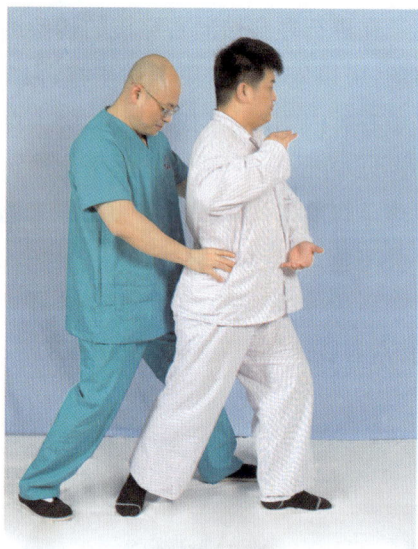

图 5.9b 治疗师控制骨盆,患者下肢发力蹬伸时就势协助患者骨盆旋转

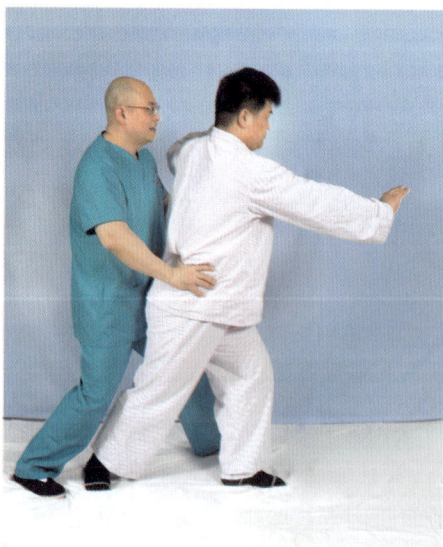

图 5.10 患者上肢架推时治疗师控制骨盆就势旋转

最后我们再把这两部分的发力形式整合,完成上下肢完整动作,让患者体会力的起始在蹬伸侧的足底,通过骨盆的旋转加强了力道,并传递给上肢释放。通过反复体会,让患者知晓向外架推的力不是上肢产生的,而是下肢通过核心传递的。治疗师全程控制骨盆,协助体会这一发力过程。

太极拳姿势训练技术不同于其他康复技术,除了有特殊的训练姿势外,其独有的内劲训练也是促进脑卒中患者运动功能恢复的关键。其发力方式要求核心对肢体运动的高度控制,要求肌肉联合运动的高度协调,对脑卒中患者的肌肉运动记忆恢复有很好的促进作用。在中枢支配的意识控制下,精神高度集中,体会各部分肌群的力量传递,强化了中枢与外周功能统合,利于中枢神经系统运动和感觉功能的恢复。

第六章

左右『搂膝拗步』——躯干与四肢、肩胛与骨盆的协调训练

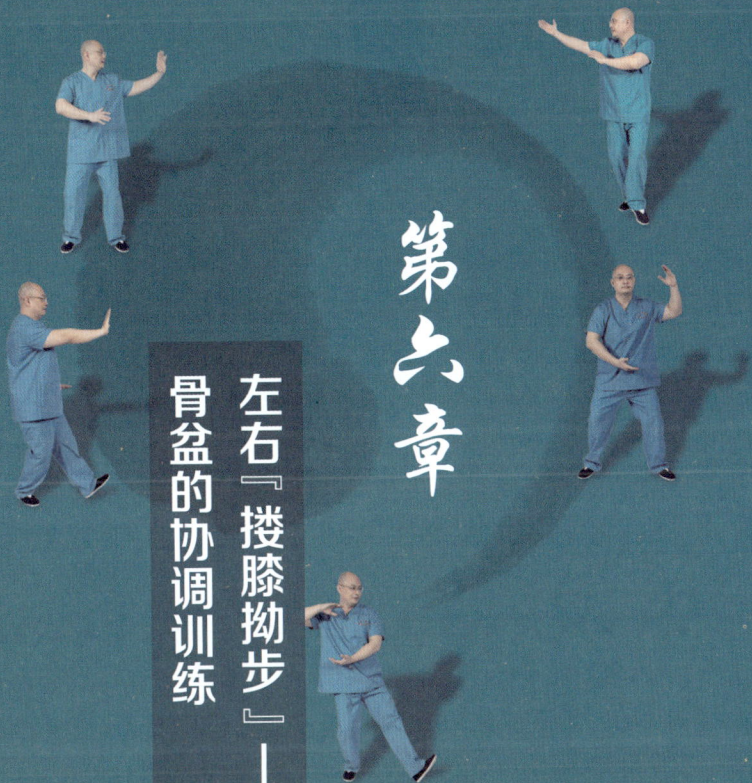

　　左右"搂膝拗步"也是一个很好的姿势训练动作,它比前面介绍的太极拳招式要复杂,步法和上下肢的动作也更多一些,强调上下肢与躯干旋转的同步完成;骨盆与肩胛的交互动作很多,体现了太极拳姿势训练技术与现代PNF技术之间的相通性。在本书的最后章节我还会专门介绍TPT与PNF之间的关联,也会从理论层面再讲这个动作。在这一章节中,首先讲解这一招式的训练方法。我会将此招式的姿势演练作为脑卒中患者运动功能康复的进阶训练,尤其是用在上下肢协调训练中。虽然较起势、云手等姿势复杂,但其中的一些拆招和变式也可以用在卧床期训练,在早期进行上肢运动和躯干旋转的同步练习。这里我再次强调早期对脑卒中患者进行复合动作训练具有必要性和重要性。

　　我们先来介绍传统太极拳左右"搂膝拗步"的招式演练。先从左"搂膝拗步"开始。在传统太极拳招式中,此式转接"白鹤亮翅"而来,此时右腿屈膝后坐,重心在右腿上,左腿在前,呈虚步,患者跖屈不能完成时改为踏实地面。第一个拆招"向左侧抱",开始腰向左微转,带动右手从上举立掌斜向左画弧,落至左肩内侧,掌心向下,同时左手外旋,掌心向上,斜上挑起至与左耳同高,头部随着腰的转动同步朝向手的方向,目视左手,重心向前部分移动,右腿屈膝角度减小。这个拆招也可以看作是"白鹤亮翅"后的一个过渡动作。(见图6.1)第二个拆招,"向右侧抱",腰向右转,左手从斜上方向右画弧,落至右肩内侧,掌心向下,右手按掌先向下画弧,在胸前外旋翻掌,掌心向右上挑起至与右耳同高,头同步向右侧转,目随右手的方向。左腿在转身的同时退回与右腿呈丁字步。(见图6.2)

　　针对这两个拆招,作者设计了一些变式。在迟缓期,患者平卧位,膝关节下放置软垫,使膝关节呈屈曲位,由治疗师辅助完成左右侧抱的交替训练。以右侧偏瘫患者为例,"向左侧抱"时,健手向左侧斜上挑起,头向左侧转。治疗师在患者患侧,左手控制患侧肩关节,手指触及肩胛,右手控制患侧肘关节,辅助患者右上肢跟随左手画弧至左肩。嘱患者意念右上肢发力,此时治疗师左手发力托起肩关节离床,使患侧躯干和骨盆有向左侧旋转的牵张感,模拟向左侧转身的动作。(见图6.3)这一姿势的练习可以强化患肩的稳定性,牵张肩胛关节,改善肩胛关节的活动度,同时做到肩胛和骨盆的交互训练。

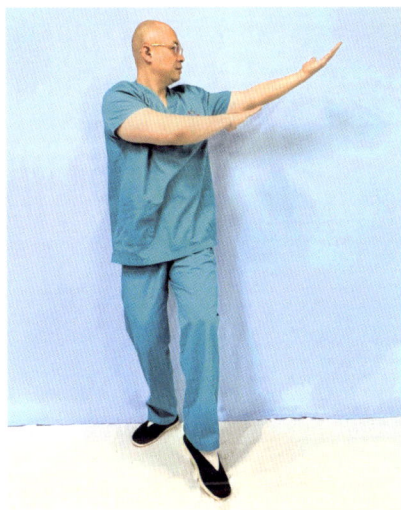

图 6.1a "向左侧抱"正面照,右腿屈膝后坐,重心在右腿上

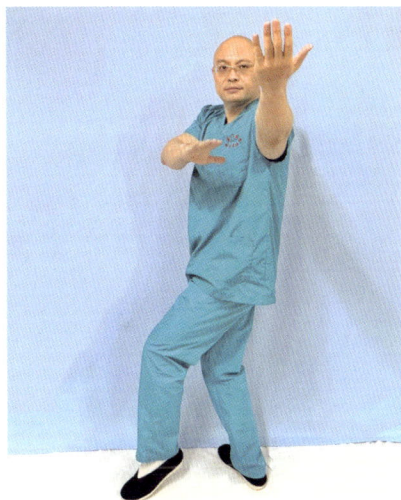

图 6.1b "向左侧抱"侧面照

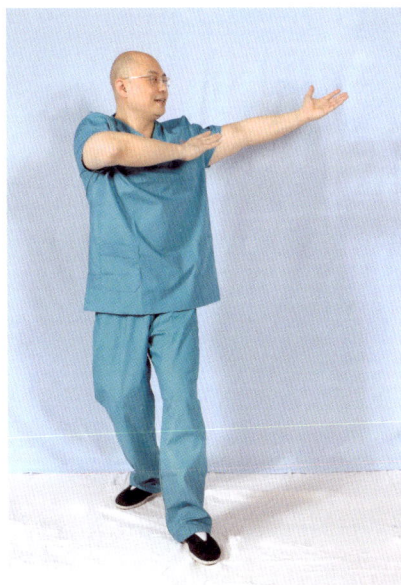

图 6.1c 改良后"向左侧抱"正面照,跖屈困难时踏实地面

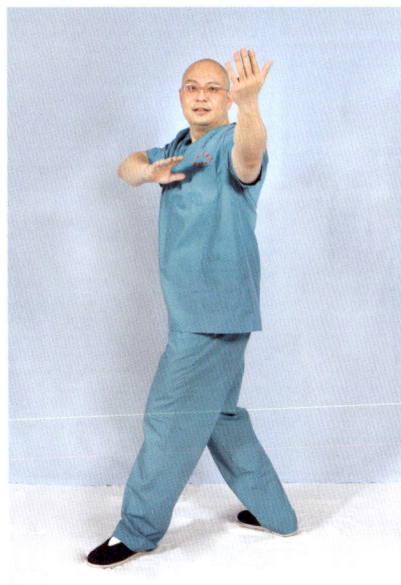

图 6.1d 改良后"向左侧抱"侧面照,跖屈困难时左脚踏实地面

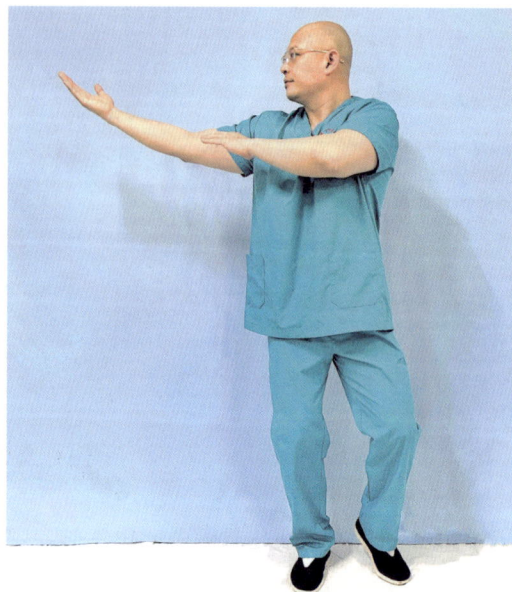

图6.2　"向右侧抱"

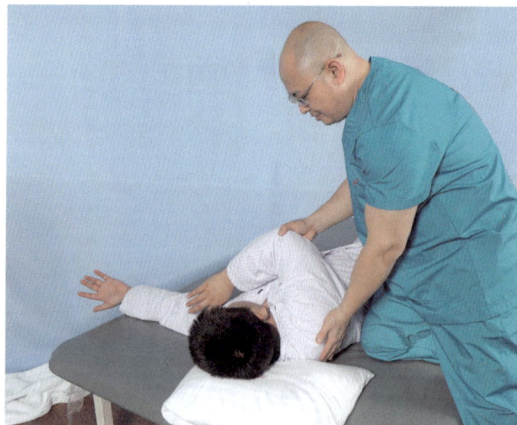

图6.3　左上肢向左侧斜上挑起,治疗师右手
辅助患肢左侧抱,左手托起患侧肩关节离床

　　继续完成平卧位"向右侧抱"的训练。右侧肩关节重新着床,治疗师控制右侧肩和肘向下向右画弧,患者手至胸前位置时,治疗师右手由患者肘部滑至手部,握住患者手腕和小鱼际,左手改为控制患者肘部。(见图6.4)

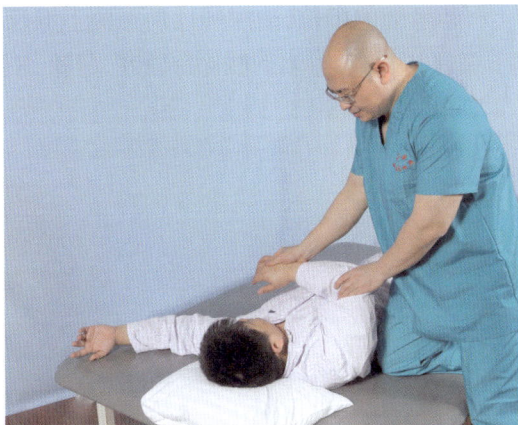

图 6.4　患侧手至胸前位置时,治疗师右手由患者肘部
滑至手部,握住手腕和小鱼际,左手控制肘部

　　引导患肩和患手继续向右上挑起,掌心向上,放置床上右耳水平,同时给予小鱼际施加压力,增加本体感觉刺激。嘱患者头转向右侧,左手同步画弧下按至右肩内侧,掌心向下。(见图 6.5)此时,左侧肩关节尽量内收离开床面,让左侧躯干和腰部有牵张感。之后再次进行向左侧抱的练习。如果患者左侧偏瘫,治疗师站在患者左侧辅助。患者反复交替训练至动作连贯、协调。这个姿势训练需要注意两点:双上肢的运动轨迹一定要保证画弧完成,不能水平移动;肩关节尽量离开床面,牵张同侧躯干。随着患者肌力的恢复,治疗师减少辅助,主要控制患者完成姿势训练的节奏。

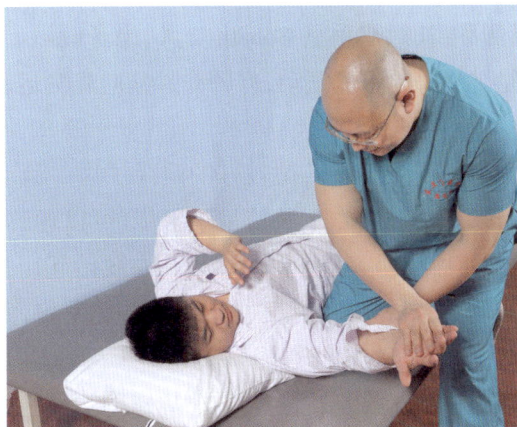

图 6.5　右上肢向右上挑起,手放置右耳水平,掌心向上,
头转向右侧,左手放置右肩内侧,掌心向下

我们也可以让患者呈健侧卧位,治疗师辅助患侧上肢反复完成向健侧抱的姿势训练,健侧下肢保持伸直,患侧下肢保持屈髋、屈膝。(见图6.6)

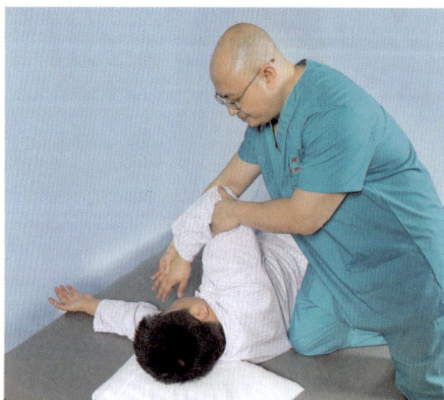

图6.6a 患者右侧偏瘫,左侧卧位,治疗师辅助患侧上肢画弧收于左肩,左下肢伸直,右下肢屈髋、屈膝

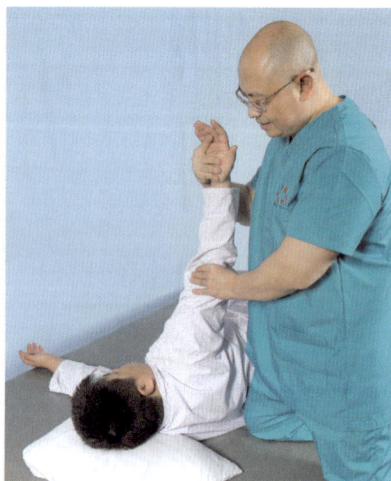

图6.6b 患者右侧偏瘫,左侧卧位,左侧肩关节屈曲,治疗师辅助患侧上肢向下画弧向外打开,肩关节外展,肘关节伸展,手与右耳方向平齐;左下肢伸直,右下肢屈髋、屈膝

脑卒中患者早期进行床上"左右侧抱"的拆招训练,可以增加患者在床上的躯干控制能力,不断的牵伸躯干和骨盆旋转,使患者恢复自主翻身的能力。结合现代康复患者床上翻身训练,我们再重新审视一下传统太极拳的姿势。现代康复中,向患侧翻身时,双手呈 Bobath 交叉,患者健侧上肢带动患侧上肢上举,健侧下肢同时抬起,向患侧摆动,肩胛和骨盆向患侧运动,直至躯干转向患侧。(见图6.7)

以右侧偏瘫为例,"向右侧抱"就较好的演绎了这一运动模式,左手画弧向右侧,腰向右侧转,左下肢在右下肢前呈丁字步(可以理解为左侧下肢在右侧下肢上,站立位的前后空间关系平卧时表现为左腿抬起)。同理"向左侧抱"也可以理解为向健侧翻身的训练,此时左手握住右侧手腕,由下向右上,再向左侧画弧,左手用力带动右上肢使右侧肩关节离床;此时左脚交叉在右脚下方,协助抬起右下肢,左侧髋关节外旋,与右肩离床同步,使躯干完成向健侧翻转。(见图6.8)太极拳要求头、腰、手的同步动作恰好完成了患者的躯干旋转。所以床上训练这一变式时,强调肩关节尽量抬离床面。

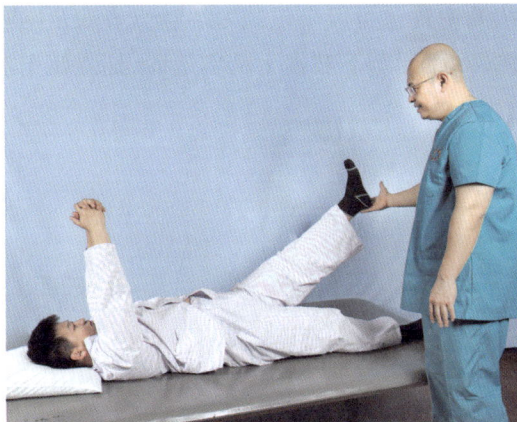

图 6.7 向患侧翻身,健侧上肢肩关节屈曲,
下肢髋关节屈曲,向患侧摆动

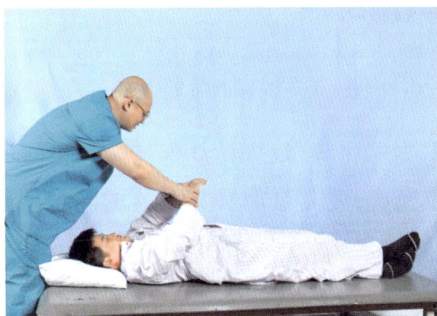

图 6.8a 左手握住右侧手腕,
左脚交叉在右脚下方

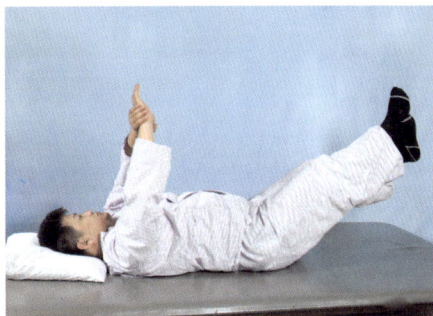

图 6.8b 左手握住右侧手腕,带动右上肢
使右侧肩关节离床,左脚交叉在右脚下方,
协助抬起右下肢

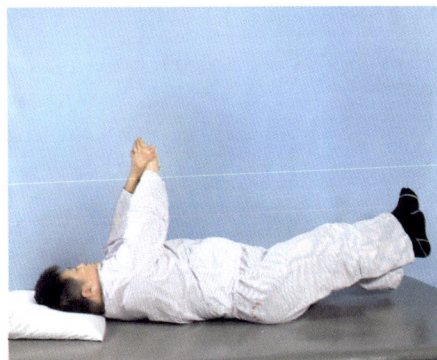

图 6.8c 左侧髋关节外旋,向健侧翻转
侧面照片

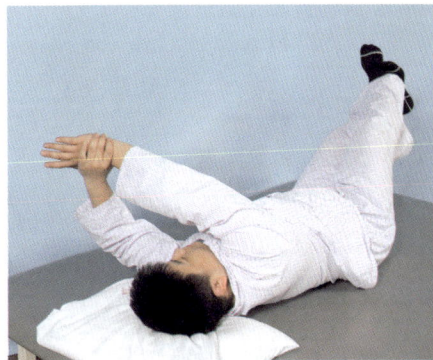

图 6.8d 左侧髋关节外旋牵动骨盆,向健
侧翻转斜向角度照片

当然这一拆招的变式也可以坐位练习。嘱患者双足踏实地面,上半身随着手的画弧向同侧转动,同侧下肢发力踏实地面,加强躯干旋转时负重支持。(见图6.9)

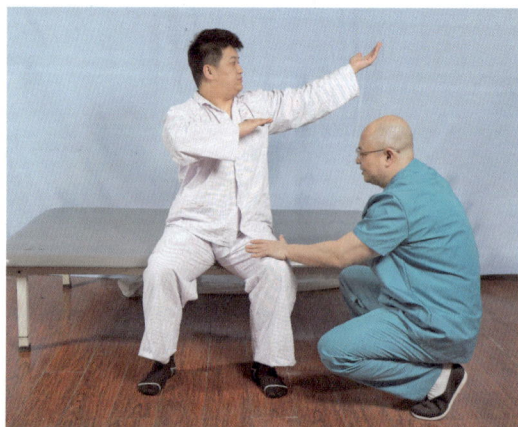

图6.9 坐位向左侧抱,上身向左侧旋转,左下肢向下踏实

站立位完整姿势练习时,前期可以不要求屈膝,双脚站立保持,重心在两腿中间,着重训练头、手、躯干的动作同步完成,尤其是肩胛和骨盆的同步,要让上半身在双手交替画弧的同时完成旋转,这是姿势训练的重点。(见图6.10)

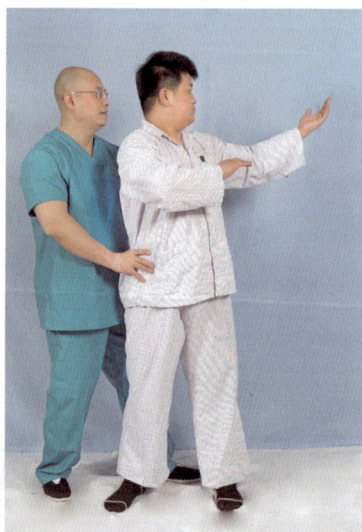

图6.10 双脚站立保持,重心在两腿间,膝关节伸展,向左侧抱时,
治疗师辅助控制患者骨盆引导躯干旋转

接下来训练重心后移,先健侧后患侧,保持负重侧肢体膝关节屈曲,逐渐增加患侧负重支撑。随着能力的提高和动作的熟练,加上简单的下肢步法。开始位置,左脚收回右脚旁呈丁字虚步,"向左侧抱"时,左脚斜向前跨出一步,足跟着地;"向右侧抱"时撤回呈虚步,足前掌着地。(见图6.11)同理,先开始"向右侧抱",要求患者右下肢在"向右侧抱"时斜向前跨出一步,足跟着地,足背屈,"向左侧抱"时撤回呈虚步。左右步法交替练习。患侧下肢跖屈内翻严重时,不要求撤回时虚步前脚掌点地,可以贴地面滑动靠近健侧脚。

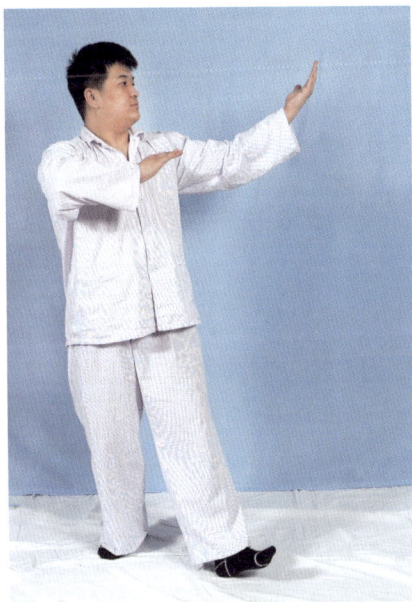

图 6.11a "向左侧抱"时,左下肢斜向 前跨出一步,足跟着地

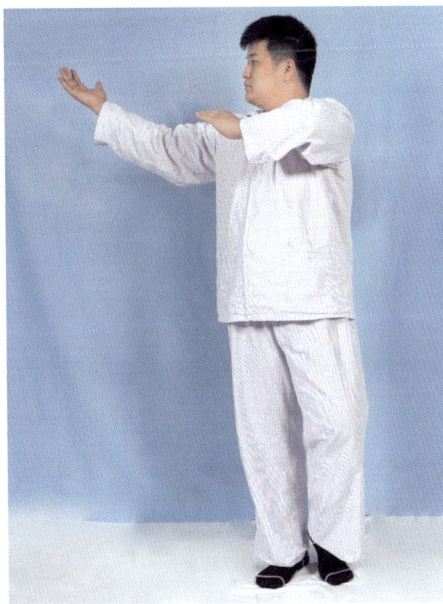

图 6.11b "向右侧抱"时,左下肢撤回呈虚 步,足前掌着地

接下来再讲下面的拆招"虚步拦掌",接"向右侧抱",左脚向左前方迈出,足跟着地,身体随之向左前方旋转,与左脚方向一致。随着转身,左手从右肩高度向下画弧;右手肘关节屈曲后撤,手掌就势翻转,掌心斜向前,手掌高度与耳齐平。(见图6.12)

"左搂膝拗步"最后一个拆招是"弓步搂推",这个拆招是"搂膝拗步"的姿势训练的核心。重心向左下肢转移,左脚全脚掌踏实,顺势呈弓步。在左膝呈弓步时,左手画弧恰从左膝前搂过按至左胯旁,掌心向下,指尖

向前,左手画弧下按的同时,右手随即向前推出,与右肩同高,掌心向前。
(见图6.13)

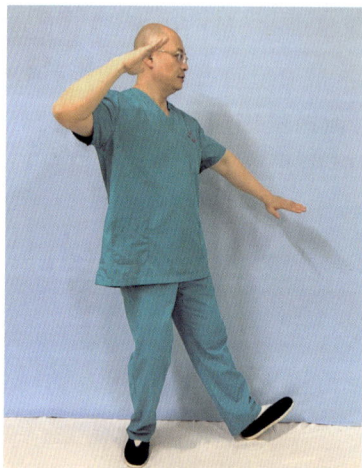

图6.12　左脚跨出一步,足跟着地,身体向左转,左手向左下画弧,右手翻掌,右手与耳齐平

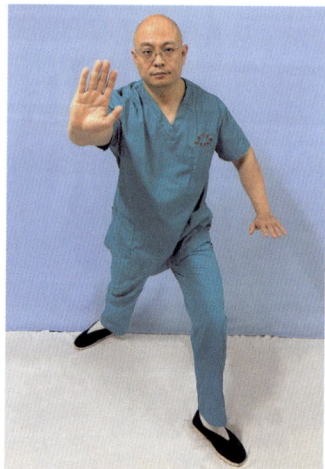

图6.13　"弓步搂推"

　　这里有三个同步协调,是训练的关键。①"虚步拦掌"和"弓步搂推"的步法要连贯。左脚向左前方迈出,足跟着地;随即转身,全脚掌踏实,重心前移呈弓步。这个重要的步法要一气呵成。前面我们讲野马分鬃、左右穿梭时,都练习了弓步的重心转移控制,并未强调动作的流畅性。在这里,站立位的搂膝拗步是训练协调性的进阶动作,重心前移与弓步转体要求同步完成。②"虚步拦掌"和"弓步搂推"的上肢动作要连贯。转体的同时,要求双上肢的动作同步完成。③要求左下肢弓步时左手同步画弧下按。

　　"虚步拦掌"和"弓步搂推"作为两个拆招是便于讲解和学习,动作熟练后,实际演练过程中应该一气呵成。这个姿势是训练身体协调性的关键点,它强调了重心前移与躯干的同步旋转;肩胛与骨盆的同步对角线运动;步行时上肢与下肢的交替摆动。对步态和平衡的康复作用也是不言而喻的。

　　这个姿势训练是有难度的,我们可以分步骤练习。首先是双腿前后站立,重心在后腿,完成上肢动作和转体的同步训练。这个姿势训练不难完成,我们在"左右侧抱"的拆招中已经反复练习,体会了转体与上肢动作的同步,这里

只要反复熟练"弓步搂推"的上肢运动轨迹就可以了。（见图6.14）

接下来左弓步站立，重心前移至左腿，完成转体与上肢动作的同步训练。最后将二者连贯起来，进行这个拆招的完整习练，纠正三个关键点的同步性。这个姿势训练时，开始不能只练习步法而不同步做上肢动作，这样后期再加入上肢动作时，很难同步完成，这里强调的是上肢与躯干的同步性协调训练，所以转体与上肢动作不能分离。

治疗师在患者进行这一姿势训练时，可以辅助纠正转体、重心前移、上肢的运动轨迹。对于患侧上肢痉挛重，不能较好完成腕背屈、手指伸展的患者，治疗师要协助患者完成画弧的运动轨迹和与躯干旋转的同步协调

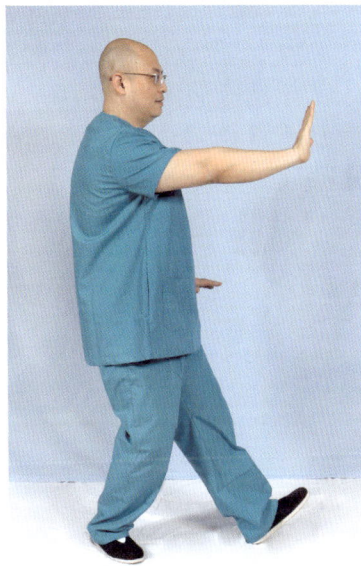

图6.14　左侧下肢虚步时，完成上肢"弓步搂推"动作

性，不要求腕、手的动作标准。治疗师可以在搂膝或推掌时给予辅助，使患者保持腕背屈。（见图6.15）

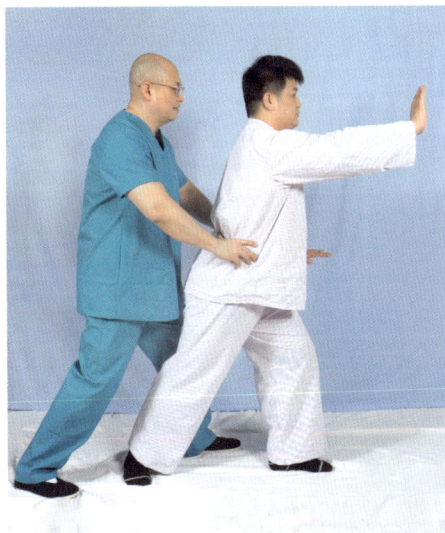

图6.15a　患者弓步时，治疗师控制患者骨盆，引导躯干旋转和重心前移

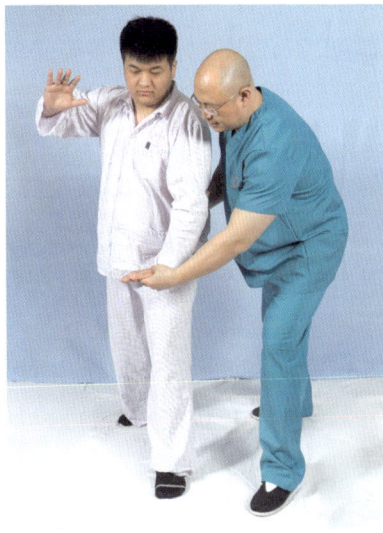

图6.15b　患者左侧偏瘫时，治疗师一手控制患侧手腕，一手控制患侧肘部，辅助患侧上肢完成画弧和按掌，保持患侧手腕背屈和手指伸展

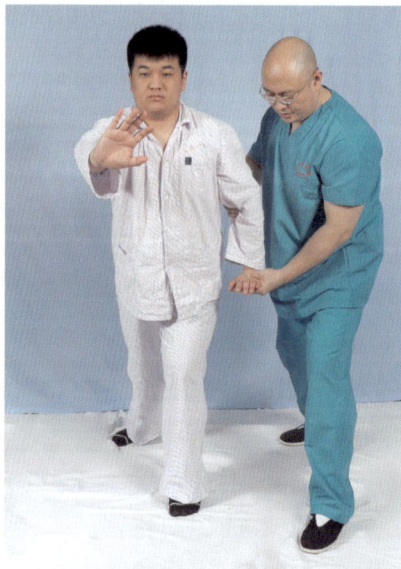

图 6.15c　患者左侧偏瘫时,治疗师一手控制患侧手腕,一手控制患侧肘部,
辅助患侧上肢完成"弓步搂推",保持患侧手腕背屈和手指伸展

至此左"搂膝拗步"的习练完成。右"搂膝拗步"的动作要求同左"搂膝拗步"。患者一般单独训练左、右动作即可,不必要做标准左右姿势的转换训练,就可以达到对上下肢协调性、骨盆与肩胛协调性的康复效果。完成较好的患者,可以习练转换动作,左"弓步搂推"后,重心平移到右下肢,此时右下肢屈膝,左下肢伸直,左脚尖由于回坐而翘起,上肢姿势不变。(见图 6.16)这一回坐姿势的作用同"野马分鬃"的左右转换姿势,可以加强下肢的负重训练和踝关节的背屈诱发和强化。

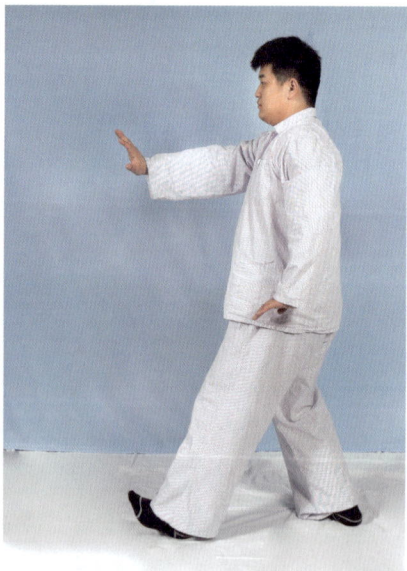

图 6.16　右下肢后坐屈膝,左下肢膝关节伸展,踝关节背屈,上肢保持"弓步搂推"姿势

接下来向右"搂膝拗步"转换前的拆招。"丁步侧抱",左脚外撇、踏实,重心前移至左脚,身体左转,右脚蹬收至左脚内侧,前脚掌着地呈虚步。在重心转移的同时,左手从左胯向上画弧至

左肩外侧,肘部外旋,屈曲,使掌心斜向前,右手由平推画弧至左肩,掌心向内,准备右侧"弓步搂推"。(见图6.17)

我们还可以进一步简化左右"搂膝拗步"招式,在步行训练时只交替练习最后一个拆招"弓步搂推"。在做完左"弓步搂推"后,右下肢向前跟上至左脚旁呈虚步,视患者足运动功能障碍情况,可以全足着地或前脚掌着地。(见图6.18)

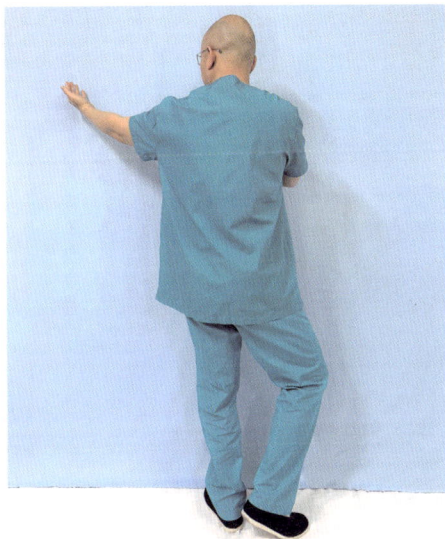

图6.17 左下肢屈膝支撑,右脚虚步,身体左转,左手画弧至左肩外侧,右手画弧至左肩内侧

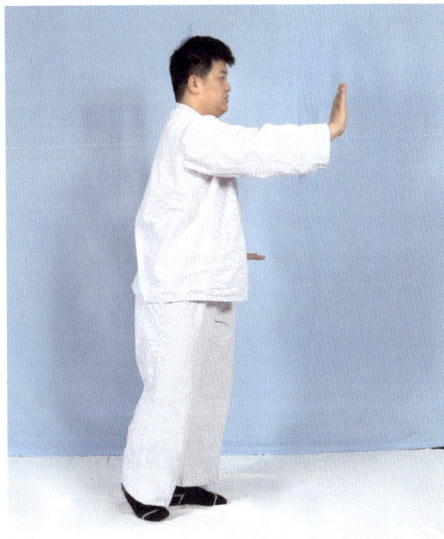

图6.18 左下肢负重支撑,右脚虚步跟上,上肢保持左"弓步搂推"姿势

然后右脚直接向右前方跨步,足跟着地,而后过渡呈弓步,重心前移同步转体。右手由推掌向右下画弧搂膝下按至右胯旁,左手由左胯先向后上画弧至左耳,然后向前推掌,完成右"弓步搂推"。右下肢跨步时双上肢的动作要同步开始。(见图6.19)之后左脚再虚步跟上,继续左"弓步搂推"。如此交替进行左右"弓步搂推"的动作,在保持向前行进的过程中,双下肢交替进行虚步向弓步的转换,双足反复进行跖屈和背屈的转换,同时双上肢完成交替前推,使得骨盆与肩胛一直做交互动作,强化了步行时上下肢的协调训练。

完整的"搂膝拗步"姿势练习对脑卒中肢体协调性训练非常重要,它是太极拳姿势训练技术中动态姿势训练的典型动作。双上肢交替画弧,完成肩关节的内旋外旋,动作大开大合,上肢的动作与转体同步,转体与重心方向同步,这一组动作的同步完成恰恰是人体步行时对动作协调性的要求。"弓步搂推"的姿势表现为推掌侧躯干伸展,肩胛向前上提与骨盆向后下压;骨盆和下肢相互促进和加强,骨盆下压模式和搂膝侧下肢负重一起工作,并促进腿的负重。搂膝侧骨盆上提模式和腿的迈步一起运动,并促进迈步或抬腿运动。我们可以通过治疗师给予推掌时抗阻训练强化这一运动模式。

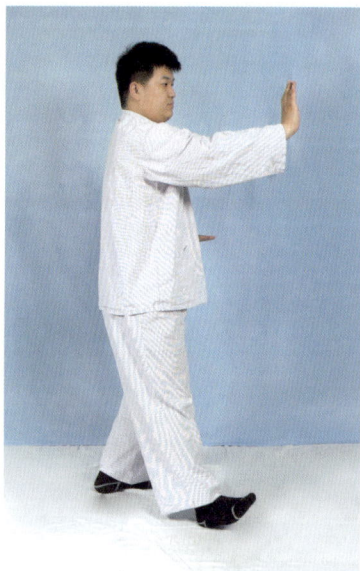

图 6.19a 右脚直接向右前方跨步,足跟着地,向右转体,此时上肢仍然保持左"弓步搂推"姿势

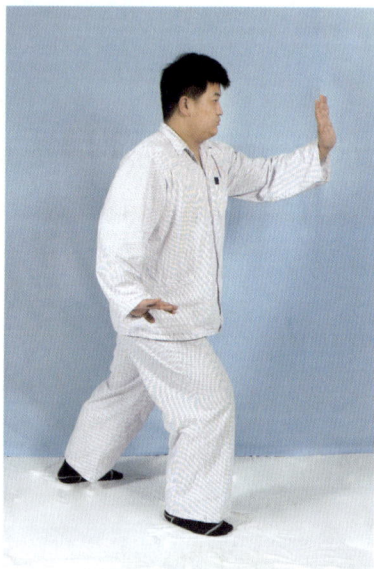

图 6.19b 右腿呈弓步,重心在右腿,左手由左胯先向后上画弧至左耳,再向前推掌,右手由推掌向右下画弧按至右胯旁,呈右"弓步搂推"

第七章

左右『倒卷肱』在步态训练中的应用

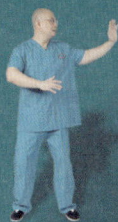

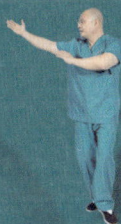

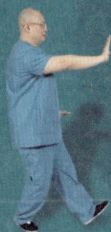

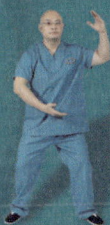

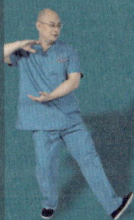

　　"倒卷肱"在太极拳中是一个比较特殊的动作。首先,它的步法是倒退进行的,运动方向与身体朝向是反向的。倒退行走是一种特殊的步态,在步态分析中并不是正向行走简单的反向复制,倒退行走针对本体感觉、踝关节的控制提出了更高的要求。其次,这个动作要求在后退的同时还要进行躯干的旋转,且旋转角度近150°,动态的平衡调整和核心肌群控制更是增加了完成动作的难度。"倒卷肱"其上肢的动作轨迹大开大合,更强调肩关节的外展、平举等,加大了肩关节运动的难度,不建议患者早期进行这个动作的演练,应在熟练完成"起势""收势""云手""野马分鬃"后再进行练习。

　　"倒卷肱"同样是一个左右对称的太极拳招式,也分为左右"倒卷肱"。以左"倒卷肱"为例,根据二十四式简化太极拳可以分为"转体托掌""撤步收肘"与"退步推掌"三个拆招。太极拳姿势训练技术中也按此拆招。

　　在传统太极拳中,"转体托掌"这个动作接"手挥琵琶"。开始位置,右脚在后,右下肢足尖向外旋转45°,膝关节屈曲,重心偏向右下肢,左脚在前,膝关节伸直,足跟着地。身体躯干向右后方向旋转,右手掌心向上,经腰平面向后上方约135°画弧平举,肘关节微屈,肩关节平举、外展,轻度外旋。双目平视右手方向,头与躯干转体方向一致。左手于身前平举,同样掌心向上,肩关节平举、外展,后手(右手)略高于前手(左手)。脑卒中开始练习时无法准确掌握双上肢的空间位置,可以简化为双上肢侧平举,但要求后手要高于前手。(见图 7.1)

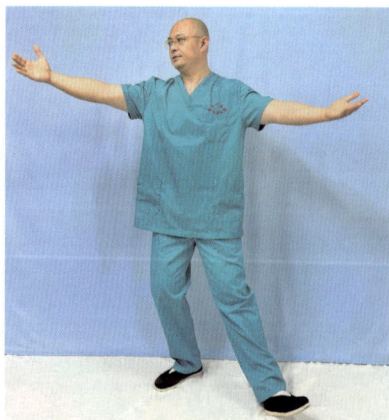

图 7.1a　"转体托掌",前后脚站立,左足跟着地,躯干向右侧转,右手掌心向上,经腰平面向后上方约135°画弧平举,左上肢平举,掌心向上,后手(右手)略高于前手(左手)

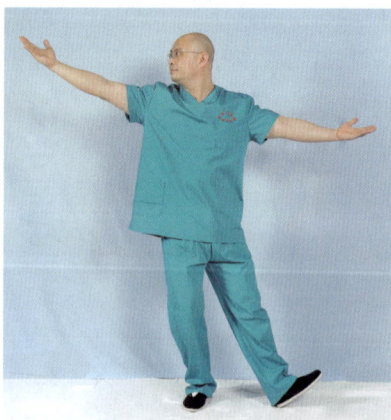

图 7.1b　改良"转体托掌",前后脚站立,左足跟着地,躯干向右侧转,脑卒中患者开始练习时双上肢平举,掌心向上,后手(右手)略高于前手(左手)

　　这一拆招强调负重下的向后转体,双上肢平举、外展则是完全分离运动。启动位置时,前后脚呈丁字步,以便于躯干向后方旋转。如果患者右侧偏瘫,右下肢负重时,我们开始习练这个动作时,并不一定要求患者右下肢屈曲角度,微屈或伸直都可以,关键是起始位置右足尖斜向外侧45°站立,左足保持足跟着地。在上身转体的过程中,双下肢一定保持位置不变。

　　右侧偏瘫患者早期降低难度,左足可以全脚掌着地,要求患者在保持躯干向后旋转的同时重心逐渐向右下肢转移,右膝逐渐加大屈膝角度,此时治疗师站在患者身后,双手协助患者控制骨盆的旋转和前后位移,并使患者保持患侧上肢的平举、外展。(见图7.2)

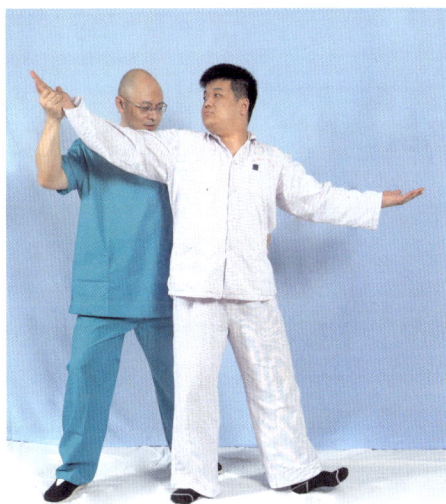

图7.2　治疗师站在患侧身后,左手放患者腰间,拇指搭在髂后上棘上,左手控制患者骨盆,协助旋转和前后位移,右手握住患者右手,引导上肢的平举、外展,患者左足可以全脚掌着地

　　开始训练"倒卷肱"时,可以先反复练习这个拆招,强化负重下的转身是训练的重点,后手为主手,躯干旋转与后手的运动方向一致,头的方向与躯干旋转的方向一致。后手伸展的同时引导重心向后腿转移,这同样可以诱发和强化保护性伸张反射,在前面"云手"章节中我们提到过。其实太极拳姿势训练中很多招式中,伸展的上肢与重心转移方向一致,均能达到诱发这一反射的目的。这里要注意,我们控制患者髋关节的目的是引导重心的位移,而不只是

髋关节的位移。重心的控制是贯穿整个太极拳姿势训练过程中的关键,这一直是我们强调的训练重点。(见图7.3)

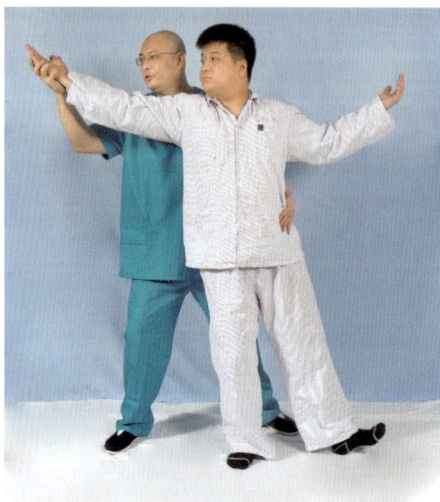

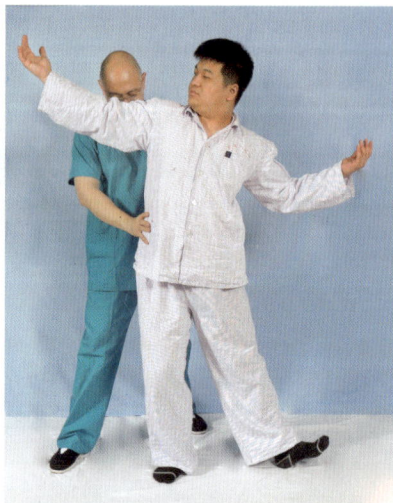

图 7.3a　正确的动作√:髋关节和上　　图 7.3b　错误的动作 ×:髋关节和上
　　　　　身移动　　　　　　　　　　　　　　身移动不同步

　　"倒卷肱"拆招的第二式为"撤步收肘",这是倒退行走训练的重点。在进行这一动作前,需要在前一拆招基础上将重心完全转移到右下肢。而后左脚提起向左后方斜向退一步,保持前脚掌先着地,呈跖屈状态,此时身体重心在右腿不变。在后退的同时,右臂屈肘折向前,至耳旁,掌心向下。头随躯干向左侧旋转,双目平视前方,与保持平举的左手方向一致。(见图7.4)

　　患者完成这一姿势训练是有一定难度的,尤其是左侧偏瘫后足内翻、足下垂的患者。开始训练时可以减少后伸的步幅以降低难度,但一定要求患者做出先屈髋、屈膝将脚抬离地面,再向后伸髋、撤步的动作,反复训练以强化动作顺序。注意后退时左脚向左后方斜向插步,避免与右脚踩在一条直线上。治疗师在患者左侧身后,双手控制患者骨盆,协助患者完成旋转和后撤。(见图7.5)

　　这里需要强调的是左下肢后伸时的躯干旋转,尤其是骨盆旋转,治疗师一定要在训练初起就强化这一运动感觉。一方面,只有同步完成骨盆旋转和髋关节后伸才能保持躯干平衡;否则患者前后脚在同一直线上,破坏了平衡关系,容易摔倒,也导致下一个动作重心不能顺利转移到后脚上。另一方面,我

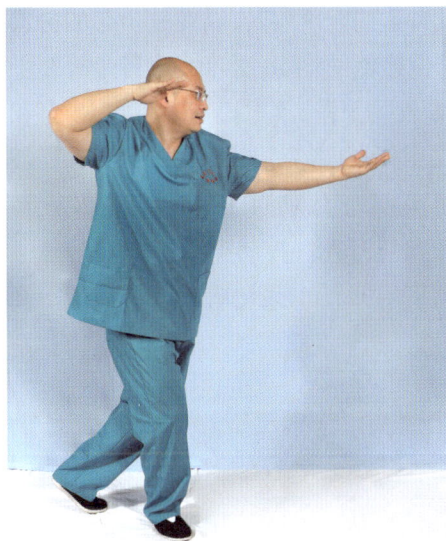

图 7.4a "撤步收肘",右下肢负重,左足后伸、跖屈,右上肢折向前

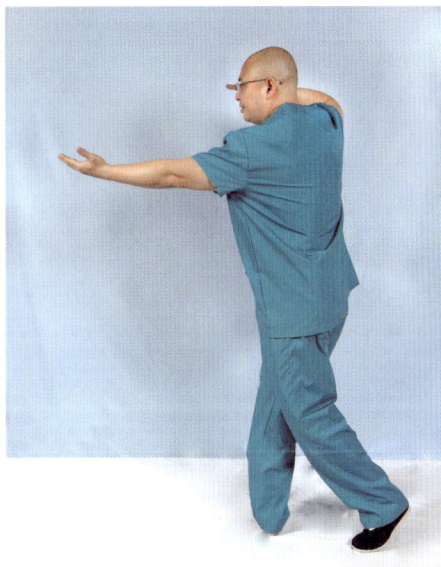

图 7.4b "撤步收肘"左侧照

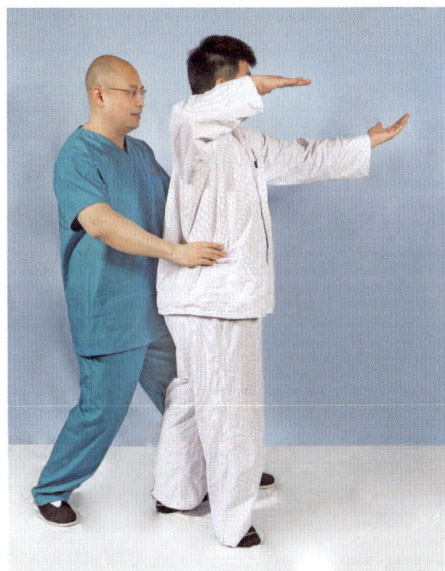

图 7.5 左侧偏瘫,右下肢负重,左下肢屈髋、屈膝抬起左足,小幅后伸,前脚掌着地,治疗师双手控制患者骨盆,协助患者完成旋转和后撤

们知道,行走时的步态需要我们同步完成骨盆的轻度旋转,以促进步态的协调性和增加平衡稳定性,而脑卒中患者由于偏瘫侧的痉挛,很难完成行走时躯干的同步旋转,步态往往僵直,协调性和平衡性均下降,严重影响了步幅、步宽和足轴角的改善,易造成摔倒风险。所以在协助患者完成这一动作时,治疗师控制骨盆的力度可以在开始时适当加强,输入感觉刺激,强化骨盆同步旋转的运动感觉;同时治疗师可以通过骨盆的旋转角度,控制患者左脚的落地位置。我们可以指导患者反复完成这一拆招的习练,以强化向后迈步和躯干旋转。(见图7.6)

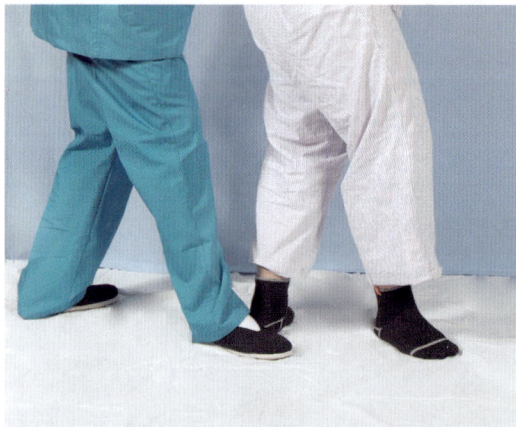

图7.6 特写:双下肢位置关系,右腿在前,左腿在后,略呈丁字步

第三个拆招"退步推掌"。左腿后退,前脚掌着地后,左脚跟向里60°方向内扣,然后全脚掌着地,身体重心转移至左腿,完成左下肢负重。右脚随转体以前脚掌为轴扭正,脚跟离地,呈右虚步。上肢动作,右手由耳侧向前推出,腕关节背屈,掌心向前,肘关节微屈;左上肢屈肘后撤,左手收回至左腰侧,掌心向上,双目平视前方。(见图7.7)

我们这里不要求脑卒中患者一定按标准完成。如果患者左侧偏瘫,右下肢为健侧,强调患者左足跟内扣。治疗师在控制患者骨盆协助转体的同时,左脚贴在患者左脚外侧,协助内扣,同时保护患者,防止摔倒。(见图7.8)

如果患者右侧偏瘫,则完成重点是右脚的转正方向。跖屈困难时,足跟着地或全脚掌着地都可以,此时治疗师控制患者骨盆协助转体,右脚贴在患者右脚外侧,协助回正。(见图7.9)

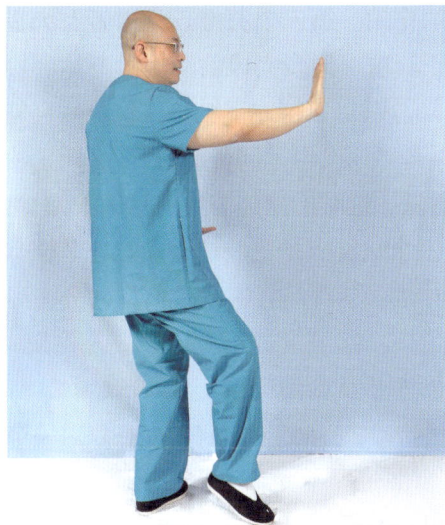

图 7.7a "退步推掌",左下肢负重,右脚虚步,右手前推,左手收回至腰间

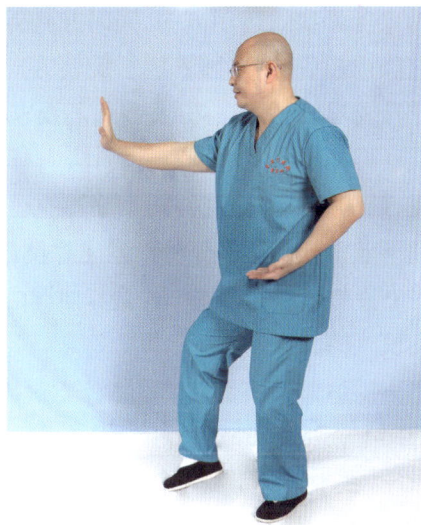

图 7.7b "退步推掌"左侧图

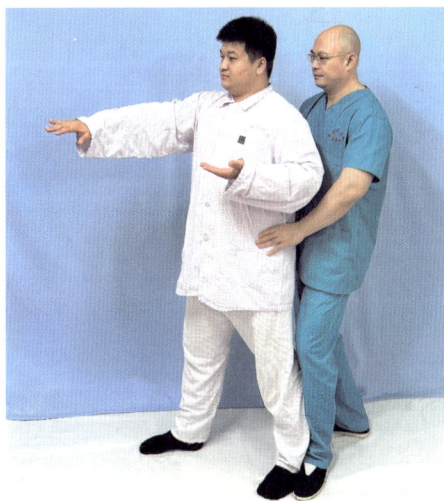

图 7.8 患者左侧偏瘫,治疗师控制患者骨盆协助转体,左脚贴在患者左脚外侧,协助完成内扣

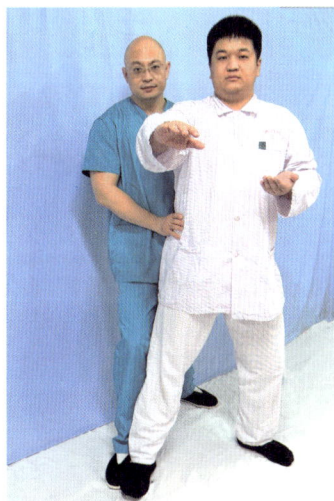

图 7.9 患者右侧偏瘫,治疗师控制骨盆,协助转体,患者全脚掌着地,右脚贴在患者右脚外侧,协助回正

这里需要强调这一拆招的三个关键训练点。第一关键点是左下肢的旋转和随着全足着地后的重心过渡。后撤的左足跟内收、旋转,这里要求髋关节同步后撤和后旋。否则左侧偏瘫的患者会发生摔倒的危险,治疗师应该顺势控

制患者骨盆的运动方向,同时起到保护的作用。第二个关键点是患者右脚在左脚内扣后,需要随着躯干旋转方向回正。这一同步完成的动作对身体的协调性要求较高。在初期,我们不要求同步完成,可以待左下肢负重稳定后再完成。但如果患者由于躯干转体,右脚不由自主地发生了同步旋转,不必纠正角度,鼓励患者强化这种同步旋转的运动感觉。这时治疗师需要注意保护,避免左下肢重心转移不充分而发生摔倒。第三个关键点是上肢的运动轨迹。推掌时右上肢肩关节平举,肘关节伸展的同时,腕关节背屈,这也是典型的分离运动模式的训练。

随后开始右侧"倒卷肱"。上身左转,左手从腰间向后上约 135° 画弧,掌心向上,肩关节外展、外旋、后平举;右手翻掌,掌心向上,与肩同高。双肘关节微屈,左手略高于右手,双目平视左手。下肢位置不变。动作要领同左"倒卷肱"一致。同样脑卒中患者开始练习时可以简化全足着地,双上肢侧平举,但要求后手要高于前手。(见图 7.10)

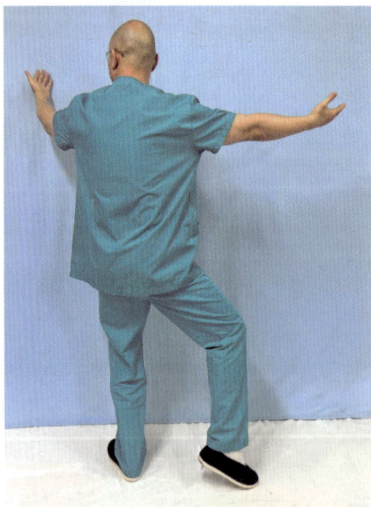

图 7.10a　"转体托掌",下肢位置不变,前后脚站立,右脚虚步,躯干向左侧转,左手从腰间向后上约 135° 画弧,右手翻掌,双上肢平举,双肘关节微屈,双掌心向上,左手略高于右手

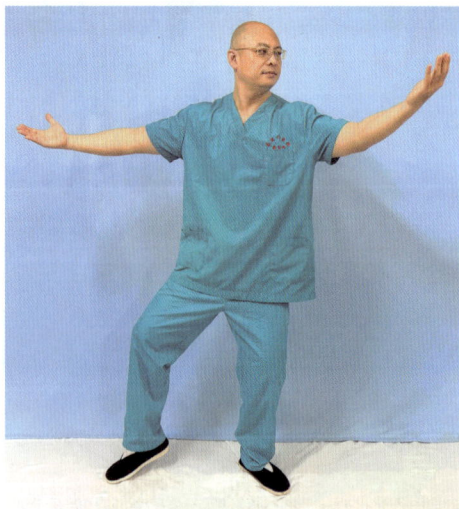

图 7.10b　"转体托掌",下肢位置不变,前后脚站立,右脚虚步,躯干向左侧转,左手从腰间向后上约 135° 画弧,右手翻掌,双肘关节微屈,双掌心向上,左手略高于右手

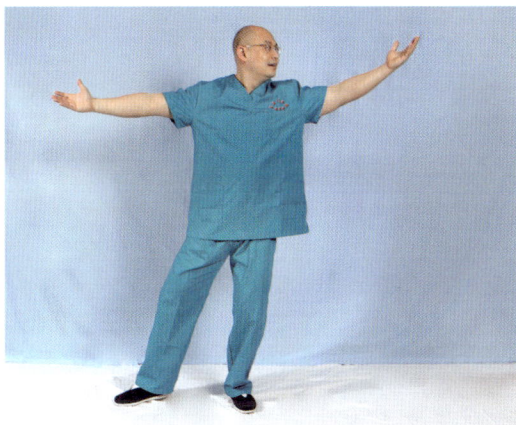

图 7.10c：改良后"转体托掌"，下肢位置不变，前后脚站立，右足全掌着地，躯干向左侧转，左手从腰间向上、向后画弧，右手翻掌，双上肢平举，双肘关节微屈，双掌心向上，左手略高于右手

　　左右"倒卷肱"这 3 个拆招习练熟悉后做连贯训练。在完整姿势的训练中，一个关键点是躯干、重心的同步旋转和平移，尤其是后脚内扣、前脚回正与转体的同步完成。可以通过治疗师全程控制患者骨盆来强化这一运动模式。另一关键的训练点体现在退步时髋关节伸展、膝关节伸展的同步进行，这可以有效纠正部分卒中患者髋关节伸展受限的问题。由于后撤动作强迫后伸下肢的足前部先着地，被动强化了足跖屈，对患者步行的稳定性和步幅、步速的提高有直接作用。"倒卷肱"姿势训练在后撤的同时还加入了足跖屈状态下的旋转控制，进一步强化了跖屈训练。

　　脑卒中患者在步态康复中，足跖屈和足背屈同样重要。在早期的站立和行走训练中，我们更重视足背屈的诱发；而完整的步态训练，是背屈和跖屈的交替进行。足跖屈的诱发要注意与跖屈内翻的痉挛模式区分，我们这里强调的是正确的足跖屈运动模式，它是步行时完成重心前移和髋关节伸展的基础。很多患者在步态康复过程中，髋关节伸展不到位，行走时重心后倾，步幅小，这与足跖屈不充分或跖屈不能有直接关系。一方面我们要注意纠正患者骨盆的运动方向，另一方面我们要注意强化正确的足跖屈，尤其是在步态训练的提高阶段，而"倒卷肱"姿势训练能够起到对足跖屈的诱发和强化作用。

第八章

『桩功』——太极拳静态姿势训练

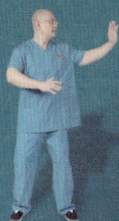

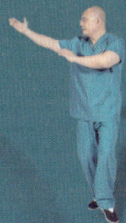

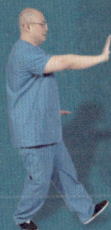

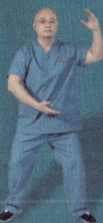

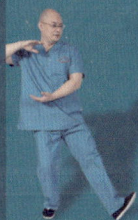

太极拳的很多招式,我们在拆招过程中把它们分解成一些简单的姿势和动作,有些分解姿势可以作为脑卒中患者的静力性训练。通过这些姿势的静态保持,从而强化我们需要的功能,比如加强下肢力量、纠正痉挛状态、调整平衡、增加本体感觉等。这些姿势的静态保持训练相比招式演练要容易一些,可以作为脑卒中患者的早期康复训练。这种静态姿势的控制训练与我们传统功夫中所说的"桩功""站桩"类似,但形式更多样,每个静态姿势训练可以促进不同的功能恢复。比如前面提到的"起势""收势""云手""左右穿梭"等,都可以将其中的一些动作做静态保持训练,从而达到"桩功"的效果,强化特定的功能。"桩功"训练的要旨是尽可能长时间地保持姿势,从最初的姿势维持到进阶的蓄力待发,将我们前面提到的太极拳姿势训练技术中的"式"与"劲"的内涵都体现出来,才能达到康复训练的最佳效果。太极拳的"式",即姿势训练,相对简单,一则是因为太极拳有规范化演练的标准套路,二则我们将每一个太极拳的姿势训练要点明确后,在治疗师强调关键点的康复训练过程中是相对容易实现的。而"劲",即太极拳招式所蕴含的内劲,比如"掤劲""推劲"等,不易在训练过程中体现。这些"劲"的表现是一种全身力量的集中体现,在传统功夫中,它是更高层次的武术水平,是一种对抗的能力。比如"太极推手"要求在对抗演练过程中,不断试探对方的重心和发力的方向,利用自身核心肌群、下肢力量,通过调动全身发力,完成击打或推架等,是一种中国传统内家功法的体现。我们不要求脑卒中患者真的去对打,脑卒中患者的康复是以正确运动模式的输入为基础,是提高日常生活能力的训练,盲目用力只会加重痉挛状态和诱发错误的代偿模式。那么太极拳姿势训练技术中"劲"的习练对脑卒中患者到底有什么作用呢?它又该如何在脑卒中康复中体现呢?作者在首章中对太极拳的姿势训练技术中的"式"与"劲"作了简单地叙述,在"左右穿梭"章节讲述了这种"劲"的发力方式和感觉。关于"劲"的表现形式,作者认为在对脑卒中患者的康复训练过程中它是一种对姿势的控制能力的体现。它可以让患者通过大脑中枢神经募集更多的神经元,调动更多的肌肉参与,对患者运动能力水平的提高是有很大帮助的。它可以强化患者对姿势动作关键控制点的理解,加强相关肌群的力量和耐力,进而更快达到这一姿势训练要求的功能水平。而"桩功"是训练"劲"的有效途径之一。

在静态姿势控制训练中,很重要的一点是关节功能会进一步得到强化。关节是组成运动的基本元素之一,脑卒中患者的关节运动和控制都出现了功能障碍,而外周关节运动可以通过关节周围大量的本体感受器对中枢神经支配有"促通"作用。这里我引入关节神经学的一些概念,人体存在Ⅰ、Ⅱ、Ⅲ、Ⅳ型机械感受器,Ⅰ、Ⅱ、Ⅲ型是微粒机械感受器,Ⅳ型是疼痛感受器。Ⅰ型感受器仅存在于关节囊的外层,可以通过主动和被动运动来刺激,对运动非常敏感,阈值低,无关节运动也会被激发。Ⅰ型感受器被认为有下列特点:①姿势的反射性调整,通过持续监控关节表面张力的变化而调整运动。②体位和运动觉。③通过中间神经元递质抑制疼痛感受器的输入。④对颈部、四肢、下颌和眼部肌肉的下运动神经元有兴奋作用。Ⅱ型感受器位于关节囊深层,阈值也低,微小张力变化即可诱发,关节不活动时则被抑制。其功能可能包括以下内容:①对反射作用和知觉的运动监控。②通过中间神经元递质抑制疼痛感受器的输入。③与Ⅰ型感受器相同,对颈部、四肢、下颌和眼部肌肉的下运动神经元有兴奋作用。Ⅲ型机械感受器存在于关节内、外韧带之中,这些感受器具有非常高的阈值,且有非常迟钝的适应性,由较大的带有髓鞘的神经纤维支配,与高尔基腱器类似。Ⅲ型机械感受器可能表现如下:①监控运动方向。②对部分肌张力产生反射作用,提供一种"制动机制",以防止关节过度活动。③识别潜在的有害动作。姿态控制本身表现出感觉和运动系统之间复杂的相互作用,涉及感知周围环境的刺激、对内环境变化的反应,以及保持身体的重心。当机械感受器功能正常时,伤害感受器的活动便会抑制,反过来也是如此。激活这些机械感受器需要一定的强度和长时间的刺激。由此可见,关节的训练对于脑卒中后运动功能障碍患者的康复非常重要且关键,其感受器的激发正是太极拳姿势训练技术中"劲"的表现形式之一。"桩功"可以通过长时间的静态姿势保持起到强化关节功能的作用。

　　静态姿势的"桩功"是一个一举两得的训练方法,既能体现"式"的作用,又能体现"劲"的内涵。作者选取太极拳中的一些分解姿势,分别训练不同的运动功能,比如强化下肢力量、足背屈、足跖屈、重心控制、膝关节控制、腕背屈等。通过让患者完成一个标准姿势的摆放,强化关键点的训练,建立我们需要的姿势力学关系。在患者能够较好掌握正确的姿势,能够充分理解训练关键点的前提下,我们可以要求患者进入到"劲"的训练中。在姿势保持过程中,我们给予一个对抗的阻力,这个力要求与完成的关键训练点所需要的力正好相反,要求患者对抗阻力的情况下仍保持静态姿势。需要强调的是,给予的对抗阻力一定要作用于肢体远端,即上肢的远端或下肢的远端,尤其是腕、手,这样可以刺激和加强感觉统合功能的恢复,同时起到外周 - 中枢的反射效应。这个力的大小由治疗师把握,可参考患者的能力控制强度和抗阻时间。整个过程中,一定要保持姿势的控制,尽量不发生姿势的变化,并反复提示患者集中精神,对抗阻力。

经常进行静态姿势的"桩功"训练可以更好地强化正确的运动模式,增加肌力、肌耐力,对抗痉挛,更为重要的是提高了患者中枢对外周的控制能力,募集更多的运动神经元参与,促进脑卒中患者的功能恢复。太极拳的招式几乎都是需要全身参与的,比现代的卒中康复训练对肢体的功能要求要高得多,完成这些招式需要调动大脑更多地参与协调和控制,而这些复合式的动作训练更利于脑卒中患者日常生活能力的提高。为了适应脑卒中患者习练,作者将这些太极拳招式进行了分解和改良,在完成关键点以保证训练效果的前提下降低难度,但最终仍需要患者掌握完整招式以达到最佳效果,静态姿势训练可以帮助我们加速这一过程。在患者处于迟缓状态下,我们甚至可以尝试利用悬吊训练系统和减重支持系统来完成患者姿势的保持。在抗阻训练时,我们还可以借助不同强度的弹力带进行辅助,这样既可以减轻治疗师的负担,也可以在静态姿势保持时,通过增加更多抗阻点来强化更多关键点的训练,进一步提高脑卒中患者运动控制能力,让"劲"的训练效果更好体现出来。这就是太极拳姿势训练技术的魅力所在。下面作者逐一给大家介绍常用的静态姿势"桩功"训练。

"桩功"训练的姿势设定首先要满足抗重力的原则。患者在处于迟缓期时,无论是在床上完成单肢的静态姿势保持,还是进行坐位"桩功"训练,姿势设定一定要时刻保持对抗重力。治疗师可以辅助患者完成,也可以利用悬吊或减重系统维持正确的姿势。"桩功"训练应让患者尽可能长时间保持姿势,并反复多次练习。

我还是先从"起势"说起。在迟缓状态卧床期,患者平卧位,双上肢平举抬起,与躯干呈 90°,双侧肘关节屈曲,腕关节伸展,手指伸展。患者自己保持健手正确姿势,治疗师控制患侧肘关节和手掌,辅助完成。双下肢膝关节下垫起,呈屈曲 15°。(见图 8.1)

当健侧上肢感觉疲劳时,双侧上肢同时放下,双手放于身体两侧,放下过程要慢,控制肘关节屈曲、腕关节和手指伸展保持不变,治疗师控制患侧上肢下降速度与健侧保持一致。(见图 8.2)

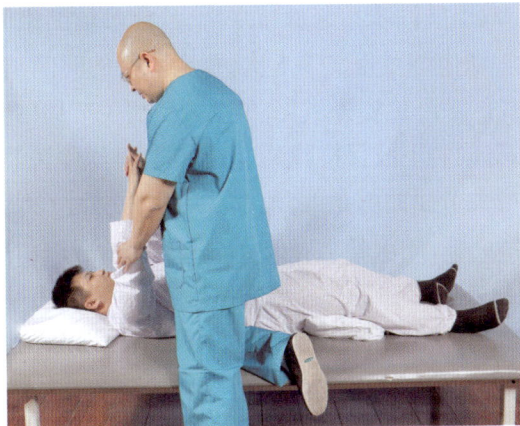

图 8.1a 平卧位"起势",双下肢膝关节下垫起;双上肢平举,与躯干呈 90°,双侧肘关节屈曲,腕关节伸展,手指伸展,治疗师辅助患侧上肢完成动作

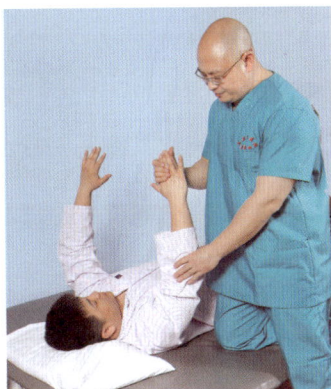

图 8.1b 平卧位"起势",治疗师辅助患侧上肢完成细节图

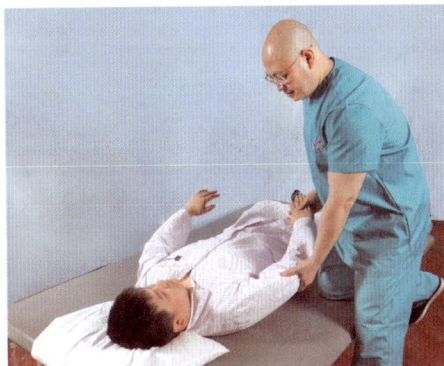

图 8.2 治疗师辅助控制患侧上肢下降速度,保持与健侧上肢同步,保持肘关节屈曲、腕关节和手指伸展

短暂休息后,双上肢同步抬起保持平举,治疗师辅助患肢抬起,重复以上静态姿势并保持。动作练习重复 3~5 次,每次坚持的时间越长越好。这一静态姿势训练是起式的平卧位姿势演化,早期刺激肩关节周围肌群,输入正确的上肢复合运动模式,同时下肢保持膝关节微屈曲,刺激膝关节的本体觉。之后我们还可以变化肩关节屈曲的角度,范围从屈曲 30° 到 120° 不等。不同角度下的静态姿势保持训练,侧重刺激肩关节周围不同的肌肉和韧带,强化关节囊的支撑和稳定。(见图 8.3)在静态姿势的保持期间,我们还可以鼓励患者进行股四头肌的等长收缩。早期进行上下肢的协同用力训练,有助于站立和步行训练时抑制痉挛。

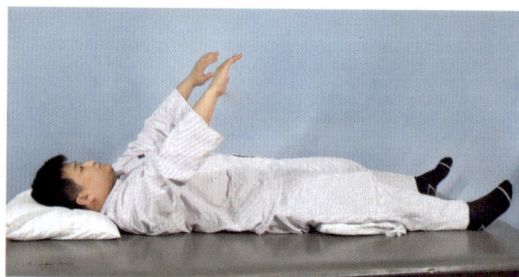

图 8.3a "起势"肩关节屈曲 60° 保持平举,肘关节屈曲,腕关节和手指伸展

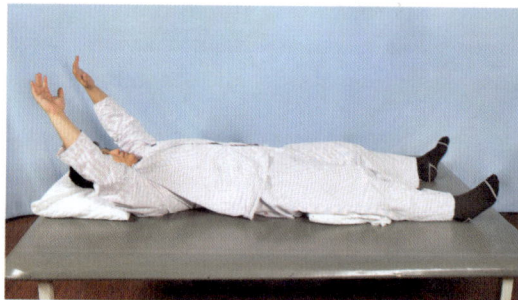

图 8.3b "起势"肩关节屈曲 120° 保持平举,肘关节屈曲,腕关节和手指伸展

"起势"的坐位"桩功"训练,加大了上肢的控制难度。患者端坐床边或椅子上,双足全脚掌着地,腰背挺直,训练过程和控制重点与卧位训练时要求一致。此时肩关节平举时,肩袖肌群参与更多,治疗师在控制患者姿势的同时注意避免患侧肩胛带的上提代偿。(见图 8.4)

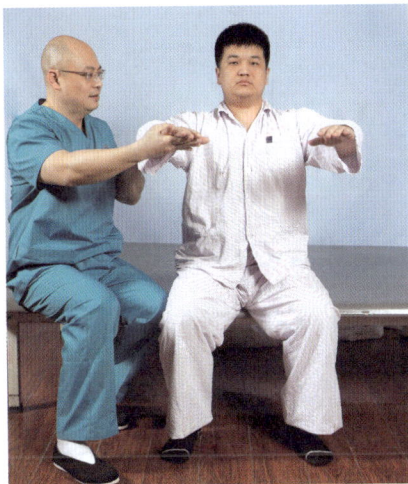

图 8.4　坐位 "起势",治疗师辅助患侧上肢与健侧上肢
保持同步平举,肘关节屈曲,腕关节和手指伸展

　　进阶练习在肩关节屈曲不同角度分别保持姿势控制。对于肌力水平低的患者,我们可以借助悬吊康复设备,在上臂、肘关节、腕掌关节处给予悬吊辅助。根据患者近端和远端的肌力恢复情况,同步调整悬吊带角度,逐步撤掉相应区域的悬吊辅助。不具备悬吊设备的,治疗师控制患侧肘关节和手掌给予辅助。(见图 8.5)

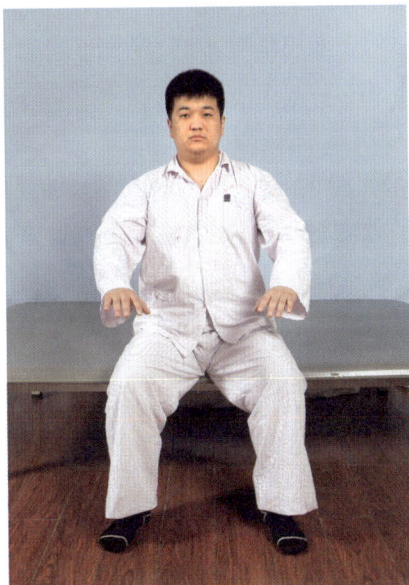

图 8.5a　坐位 "起势",肩关节屈曲 60° 保持平举,肘关节屈曲,腕关节和手指伸展

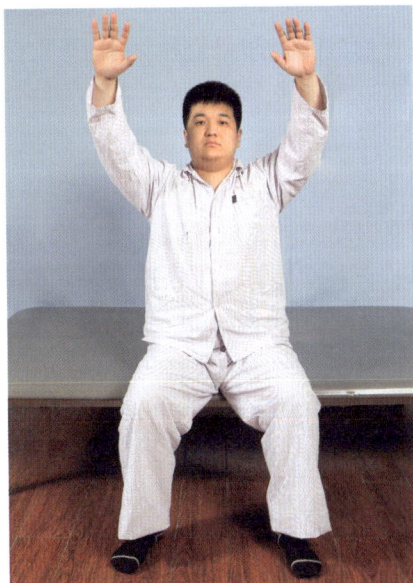

图 8.5b　坐位 "起势",肩关节屈曲 120° 保持平举,肘关节屈曲,腕关节和手指伸展

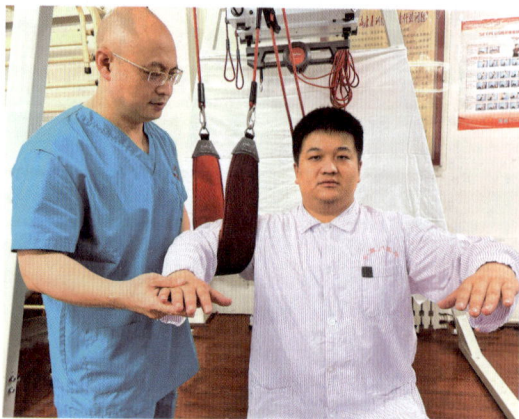

图 8.5c 坐位"起势",患侧上肢悬吊辅助下完成动作

上肢姿势控制较好后,鼓励患者在姿势保持训练同时,双足使劲踩实地面,进行股四头肌和小腿前后侧肌群的等长收缩训练。

我们还可以采用太极球辅助训练,在患者座位前放置高度可调的小桌,根据患者坐位身高适度调整,桌上放置太极球,双上肢平举时,肘关节微屈,手指伸展,掌心向下,双手放在球上,在保持姿势的同时控制住球不移动。太极球的作用在这里既可以起到一定的支撑,也可以增加患者的姿势感觉输入。(见图 8.6)太极球是在太极拳功法原理下的辅助训练器械,根据脑卒中康复需要,改良后的太极球是直径大小不同、材质不同、表面粗糙度不同、温度不同的一系列球型器械。我会在后面第十一章专门介绍。

站立位"起势"的"桩功"训练,姿势标准与前面"起势""收势"章节中描述内容相同。强调双膝关节微屈,双上肢平举时沉肩坠肘,保持腰背收紧、挺直。站桩训练时,可以在患侧下肢踝关节处绑缚小沙袋,以增加下肢负重本体感觉刺激。对于下肢膝关节控制不稳的患者,治疗师应在患侧辅助控制使膝关节保持微屈。(见图 8.7)

对于卧床期的患者,太极拳很多招式中的上肢动作都可以作为"桩功"训练。比如"白鹤亮翅"的后两个拆招"交替步"和"虚步亮掌"。"交替步"接"跟步抱球",为身体后坐,右下肢屈膝负重,上体右转,面向右前方,双目视右手,左脚与右脚呈前丁步,左脚前脚掌着地呈虚步。"虚步亮掌"左脚前移,脚尖点地呈虚步,双手向右上和左下分开,右手上提至右额前,指尖向上,左手按于左胯前,掌心向下,指尖向前。(见图 8.8、图 8.9)

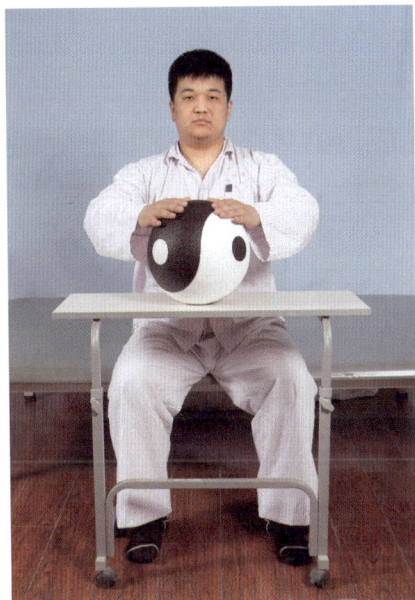

图 8.6 "起势"姿势坐位,双手放在太极球上,保持球体不动

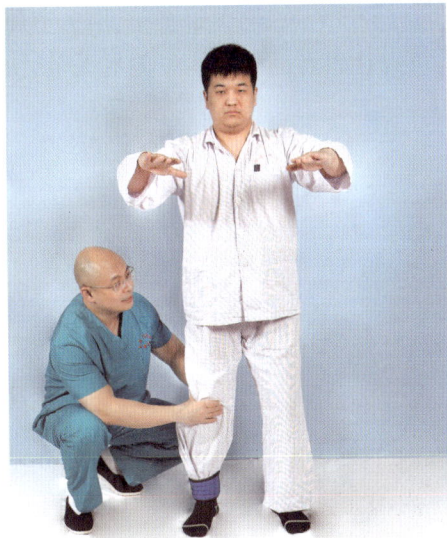

图 8.7 患者右侧偏瘫为例,"起势"站桩,治疗师控制右侧膝关节保持微屈,右侧下肢绑缚小沙袋

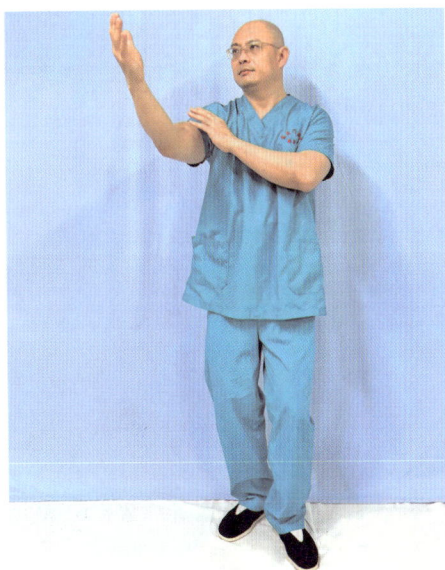

图 8.8 "交替步",两脚前后分开,屈膝,重心移至右腿,上身右转,右手上抬,左手平举

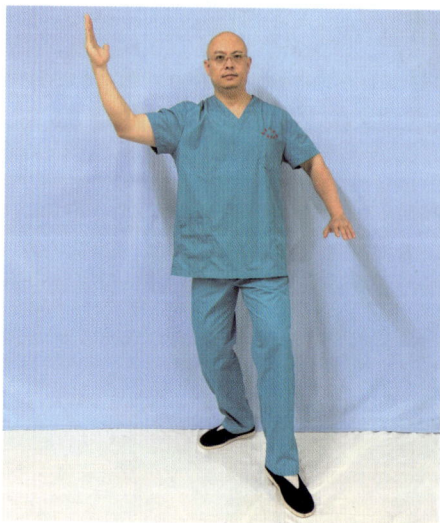

图 8.9a "虚步亮掌",左腿前移,足尖点地呈虚步,上身转正,两手向右上和左下分开,右手上提至右额前,掌心向左,指尖向上,左手下按至左胯旁,目视前方

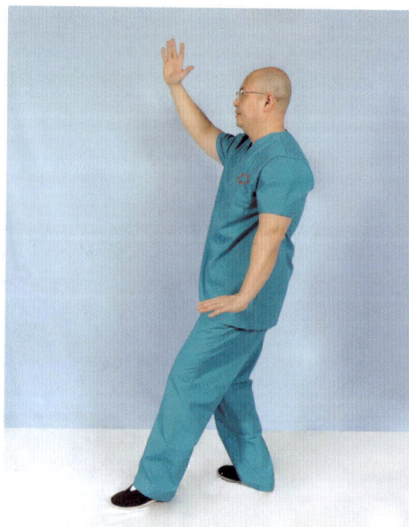

图 8.9b "虚步亮掌"侧面照

"交替步"时右侧肩关节上举 120°,同时轻度外旋,对侧手平举,肘关节屈曲,为亮掌做准备。平卧位姿势保持时,可以让患者健手握住患侧肘关节,协助保持患侧上肢姿势。(见图 8.10)

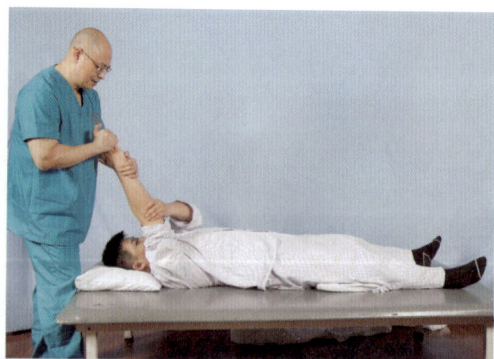

图 8.10 平卧位"交替步"姿势保持,膝关节下垫起呈屈曲位,患者左手握住右侧肘关节,治疗师控制手掌保持腕和手指伸展

"虚步亮掌"时右肩关节上举时外展、外旋,手掌立起,即亮掌姿势;左侧保持肩关节伸展,肘关节微屈,腕关节背屈,手指伸展。平卧位姿势保持时,膝

关节下垫起呈屈曲位,左上肢肘关节支撑床面,前臂抬起,手腕悬空,保持背屈,患者右侧偏瘫时,右上肢在治疗师辅助下保持立掌。(见图 8.11)这两个分式的"桩功"对肩关节的位置要求不同,起到不同的训练效果。

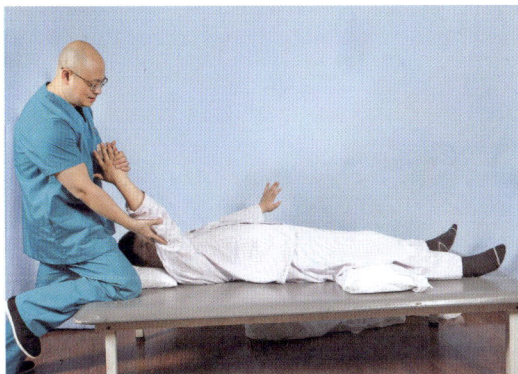

图 8.11 患者平卧位"虚步亮掌"保持,膝关节下垫起呈屈曲位,治疗师控制患者右侧肘关节和手掌,辅助右肩关节上举时外展、外旋,手腕伸直;左上肢肘关节支撑床面,前臂抬起,手腕悬空,保持背屈

"搂膝拗步"的"左右侧抱"的分式,也可以用于卧床期训练,我们以"向右侧抱"为例,平卧位,左侧肩关节平举,肘关节屈曲,手掌在右肩前,手指伸展,掌心向下与躯干平行;右手肩关节平举外展,肘关节微屈,手指伸展,掌心向上;此时患者膝关节下垫起,使之呈屈曲位。(见图 8.12)这些静态姿势训练强化了肩关节的控制和上肢多关节复合动作的完成。

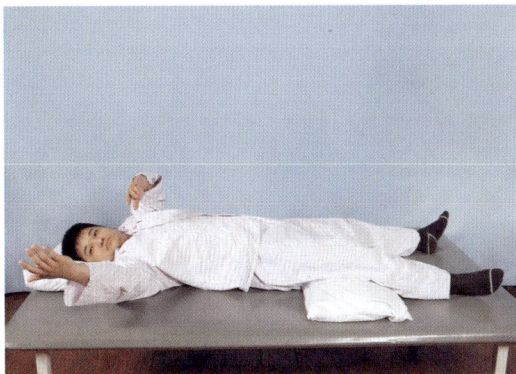

图 8.12 患者平卧位"向右侧抱"保持,膝关节下垫起呈屈曲位

　　卧床期也可以加入下肢步法的"桩功"训练,比如前面"向右侧抱""起势"的平卧位姿势保持时,可以使双下肢屈膝蜷起,双脚着床。患者在治疗师辅助下,还可以进行床上弓步和虚步的姿势保持训练,先健侧、后患侧。(见图8.13)其他太极拳招式"桩功"的卧床训练不再一一讲解了,大家可以在脑卒中康复中,自己应用体会。

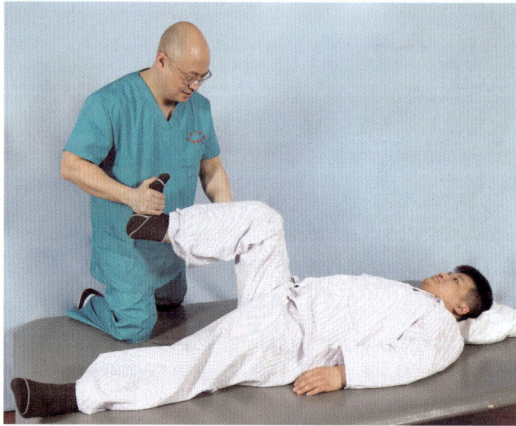

图 8.13a　平卧位弓步保持,治疗师控制患者膝关节和踝关节,
保持膝关节屈曲和踝关节背屈,髋关节适度外旋

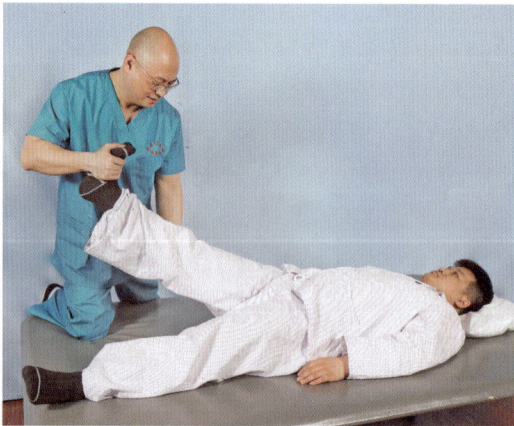

图 8.13b　平卧位虚步一,髋关节屈曲,治疗师一手托住膝关节,
一手控制踝关节,保持膝关节伸直和踝关节背屈

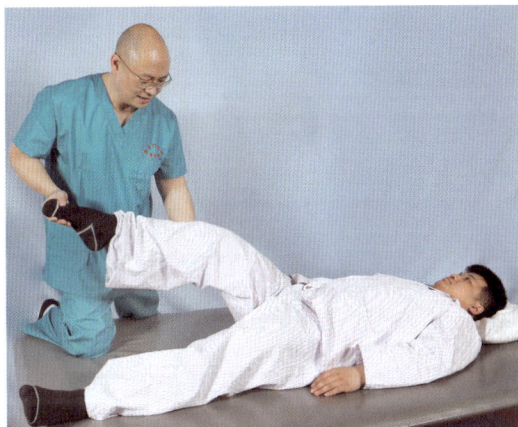

图 8.13c 平卧位虚步二,髋关节屈曲,治疗师一手托住膝关节,
一手控制踝关节,保持膝关节微屈和踝关节跖屈

"桩功"的重点是站立位的静态姿势保持训练,这才是真正意义上的"站桩",它可以更为全面的调动全身运动功能,尤其是上下肢的协调配合。在静态姿势保持的同时,逐步增加肌肉和关节的控制能力,把太极拳强调的"内劲"体现出来。

太极拳每一招式的拆招中最后一式更适合用于站桩训练。比如左右"搂膝拗步",我们选择"弓步搂推"作为站桩训练姿势。以左"弓步搂推"为例,患者下肢呈左弓步,右腿蹬直;右手向前推出,腕关节背屈,与肩同高;左手虚按在左胯旁,肩关节伸展,肘关节微屈,上半身略向前倾。(见图8.14)关键点介绍:重心保持在左下肢,弓步的幅度可以根据患者下肢负重能力调整;蹬直的右脚可以全脚掌着地或足前掌着地,我们建议前脚掌着地呈足跖屈;右手前推,尽量保持肩关节平举,强调右侧肘关节微屈。尽量长时间的保持这一姿势,可以逐渐增加弓步的幅度来增加左下肢的负重难度。

随着患者的运动能力进一步提高,治疗师在推掌的方向适度施加阻力,让患者体会右上肢保持姿势不变的情况下,通过加大右下肢向后蹬伸的力度来对抗阻力的感觉。(见图8.15)这样可以诱发和强化右下肢足跖屈的能力,重心前倾的控制能力,肩关节的稳定性,左下肢负重能力等,引导患者体会核心控制。这一姿势的力学表现与我们步态支撑相近似,可以强化步态的基础训练。

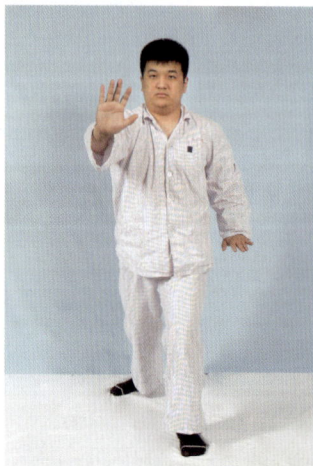

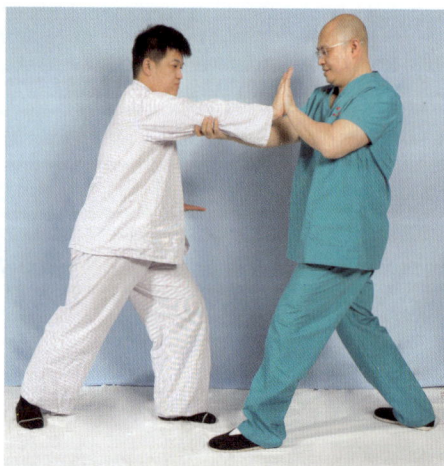

图 8.14 患者保持左"弓步搂 图 8.15 治疗师在患者推掌方向施加阻力
推"站桩 时,患者保持"弓步搂推"站桩

我们再来讲解"左右穿梭"的最后一个拆招"弓步架推"的站桩训练。以"右穿梭"为例,患者左弓步,右下肢蹬直,右脚全足着地;上身前倾,左上肢肩关节外展、外旋,肘部高于肩,手伸展,掌缘向左上方;右手向前推出,右臂与肩同高,手指伸展,腕背屈,掌心向前,双目视右手方向。(参见第五章图 5.8)同样,弓步的幅度视患者的下肢负重能力调整。"桩功"训练时,要求双上肢推出的手保持肘关节微屈,呈蓄力待发的状态。保持向外架挡的用力趋势,这对上肢的训练难度增大;上身要有一定幅度的前倾,重心同步前移,对核心肌群和下肢力量的要求也会相应提高。对于姿势控制较好的患者,治疗师可以在站桩训练时,分别给予患者右手前推和左手外架的反作用力,右手前推的阻力可以强化左下肢负重,左手外架的阻力可以强化核心肌群。(见图 8.16)

再比如太极拳姿势训练技术的核心动作之一"野马分鬃"。此招式的第一个分式"丁步抱球"和第三个分式"弓步分掌"都可以用于站桩训练。下面以"左野马分鬃"为例讲解。先说"丁字抱球"分式的静态保持训练,下肢呈丁字步,重心在右腿,身体略向左转,双膝微屈,左脚呈虚步,前脚掌着地,右手在上,左手在下呈抱球状。(参见第四章图 4.1)如果患者左下肢为患肢,跖屈困难时,可以全脚掌着地。(参见第四章图 4.9)早期训练时,可以让患者抱大小合适的太极球站桩,体会这种感觉,以纠正姿势。(见图 8.17)患者能力增强后,可以将闭环的弹力带收紧套在掌心相对的两手上,让患者保持抱球姿势,对抗向心的压力。(见图 8.18)通过不同磅数的弹力带来调整阻力大小,可以对双上肢的肩、肘、腕、指关节进行强化训练。但一定要注意抑制肩胛带的代偿,避免斜方肌的过多参与和诱发痉挛状态。

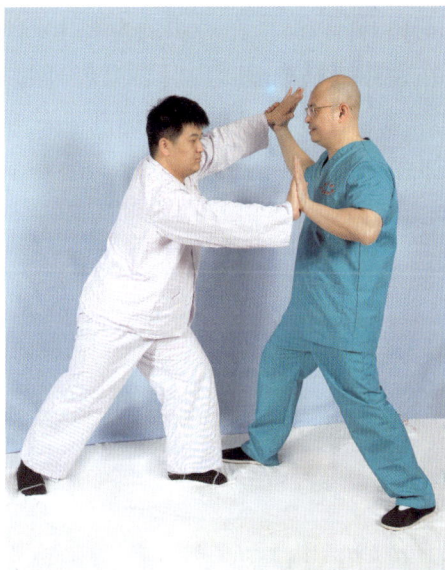

图 8.16 "弓步架推"站桩时治疗师双手施加阻力

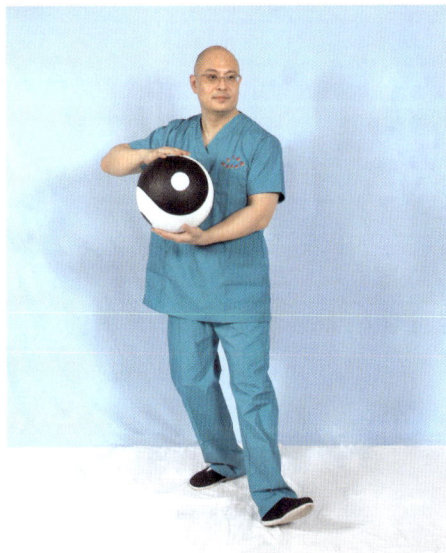

图 8.17 双手抱太极球,左足背屈站桩

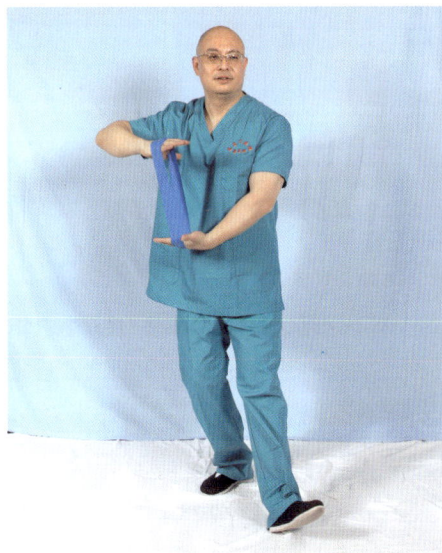

图 8.18 双手缚弹力带"丁步抱球"站桩

第三个分式"弓步分掌"的站桩训练。患者上体挺直,左下肢弓步,右下肢蹬直,前脚掌着地,跖屈困难时可以全脚掌着地;重心向左前方,上身的方向与左弓步方向一致;左手高与肩平,左肘关节微屈,掌心斜向上,右手下压至右胯旁,右肘关节微屈,掌心向下,目视与左手方向一致。(参见第四章图4.3、图4.13)重心保持在弓步的左腿上,肩关节外展手指自然张开。治疗师可以在左手背施加阻力,引导患者通过重心前移和右下肢用力蹬伸对抗阻力。(参见第四章图4.15)运动功能恢复较好的患者,可以采取闭环弹力带加强训练。一边套在左手掌上缘,拇指保持直立,另一边套在右手掌的掌心。左手的上抬与右手的下压呈相互的力,保持姿势不变抗阻。(见图8.19)

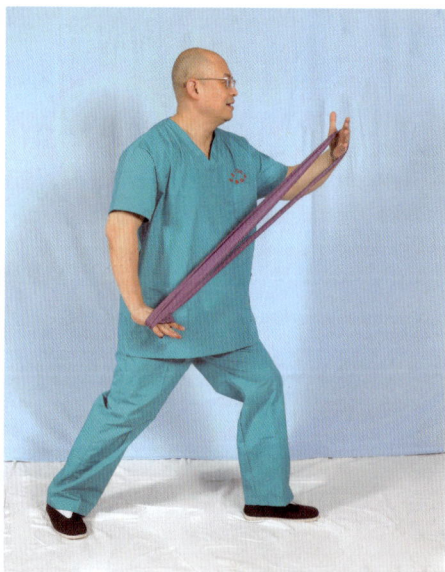

图8.19 闭环弹力带加强下"左弓步分掌"站桩

对抗治疗师施加的阻力或弹力带的回缩力,都是静态姿势训练时的等长肌肉收缩,可以提升肌力和肌耐力,强化关节记忆的同时,突出了训练的关键点。治疗师施加阻力可以诱导患者的重心前移,以加强核心肌群和平衡控制,还可以通过控制远端而加强神经感觉统合训练。以上这些作用恰恰是太极拳姿势训练技术中"劲"的内涵体现。"劲"是一种蓄势待发的力,在"桩功"训练时,它可以看作是一种肌肉的等长收缩训练。由于太极拳的特殊招式,上肢动作多是开、掤、推、架等伸展动作,静态保持强化了伸肌的训练,对抗了上肢出现的屈肌痉挛;而下肢动作多是弓步或屈膝负重,静态保持强化了下肢后侧肌群的训练,对抗了下肢的伸肌痉挛。这些强化的肌肉等长收缩并没有使患侧肌张力升高,反而使相应的肌张力下降,抑制了偏瘫的痉挛状态。这就是太极拳姿势训练技术中"式"与"劲"的巧妙结合!这样的"桩功"姿势在太极拳中还有很多,大家在临床实践中可以举一反三。

第九章

手功能康复与上肢多关节复合动作训练

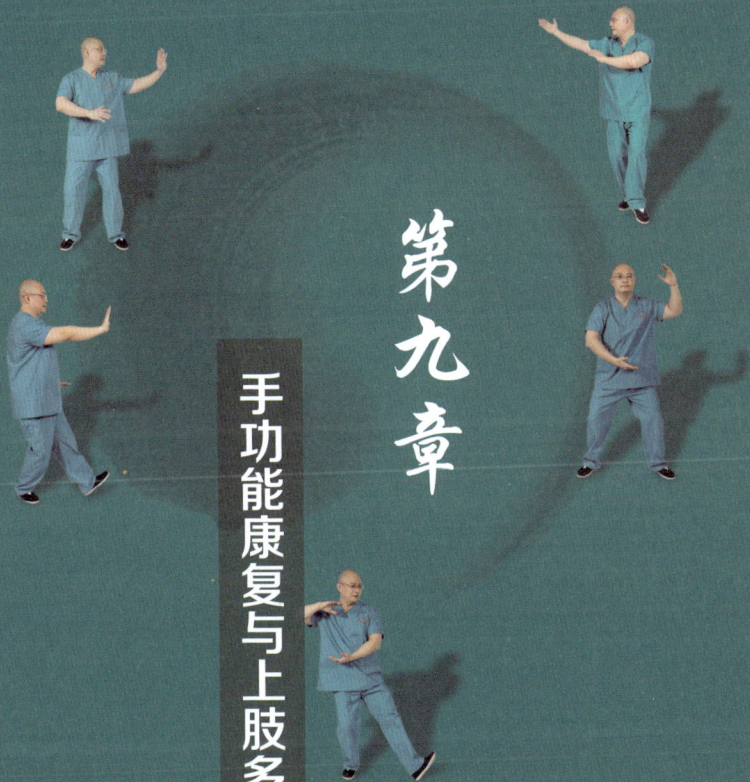

Stroke 杂志的流行病学调查结果证实,约有 85% 的脑卒中患者在发病初期就出现上肢运动功能障碍。在我国七百多万的脑卒中患者中,75%~80% 都遗留有不同程度的肢体运动功能障碍,其中存在上肢运动功能障碍患者的比例高达 80%。即使在发病半年之后,仍有约 60% 的脑卒中患者存在上肢运动功能障碍。

手功能的恢复一直以来都是脑卒中或其他原因引起的神经功能缺损疾病中非常难以康复的一环。很多患者终身都不能恢复到理想程度,甚至不能完成日常生活中的基本动作。

手的精细动作在所有运动器官中最为复杂,大多数功能性动作都是通过后天不断的学习、积累所得,是高级皮层中枢的功能体现。这与下肢大肌肉群的很多运动与脊髓水平反射有相关性不同,我们很难单纯通过外周刺激达到康复效果。目前,针对手功能的康复有很多新的技术引入,比如视觉反馈的多媒体训练,还有经颅磁刺激、直流电刺激等,这些方法在临床应用中得到了一些良好的反馈,但还缺少大样本的观察,疗效无法肯定。当然,这些方法是好的尝试,反映了我们已经认识到手的功能康复更加依赖中枢恢复的这一观点。

上述观点的表述当然也包括脑机接口的研究,但这些技术当前尚在研究阶段,其功能定位和传导通路仍不确定,直接定位的刺激是否是最佳途径仍然值得商榷。人类依赖机器也并非本来愿望,依赖于自身能力改善的康复策略仍然是人类的最大需求和最终目标。

一直以来,太极拳被认为是一项导引术。它强调行动和意识的一致性,"行随意动";强调运动的视觉反馈,"眼随手动"。太极拳功法可以疏通经络、促进血液循环。人们通过长期的习练,能增强运动、平衡的能力,还可以增进大脑皮层的兴奋性、反射能力、认知功能。太极拳功法这一导引的特性,有可能促进脑功能的恢复,国内很多学者利用功能磁共振成像技术正在不断探索太极拳改善人类大脑相关功能区域和代谢区域的研究。太极拳的招式演练可能通过反向刺激达到脑卒中后运动传导再通的目的,甚至可能通过导引开启新的运动通路和开发新的功能区域。这对脑卒中后手功能的康复有积极的作用。

手的功能包括两部分,运动功能和感觉功能,两者同等重要。人类在神经系统发育逐渐成熟后,对外界的感知有相当一部分依赖于触觉,而手是触觉的主要器官之一,手的触觉和空间位置觉的康复是手功能康复的重要内容。既往的很多康复技术,在脑卒中早期康复时重视上肢大肌肉群的运动功能恢复,而忽略了手的感觉功能康复,尤其是触觉和空间位置觉的恢复。我们在床边给卒中患者做上肢的被动关节活动时,更多关注上臂的运动和肩关节的活动范围,手、腕关节的训练也更多的是孤立的运动,缺少真实世界中的动作。其实手有很多的本体感受器,早期的感知训练才是恢复手功能的关键。太极拳姿势训练技术的招式中包含了多变的腕手关节运动,对本体感受器刺激更强烈,在姿势训练中应该让患者反复体会手的位置觉和触觉的变化。

既往在脑卒中患者的康复中,常常会出现一种现象:痉挛性偏瘫患者上肢和手的联带运动模式很难破坏,在稍长时间的作业训练或行走后即出现联带运动模式的强化和痉挛的加重。此时,患者的康复训练不得不即刻停止。治疗师需要辅助患者通过反复的姿势控制才能抑制这种痉挛模式,而手的痉挛更是很难在短时间内缓解。我们是否应重新审视正在应用的康复技术,为什么患者在进行上肢复合动作训练或是行走过程中不能避免手与上肢联带运动模式的强化。

无论早期功能诱发,还是后期的功能强化,作者都不建议只孤立的锻炼腕和手指的功能,而忽略了上肢与手的协同运动。日常生活中的绝大多数动作需要手与上肢共同参与,有些甚至还需要躯干和下肢的参与。太极拳姿势训练的每一个姿势都不是单独的、孤立的,它包含了从肩胛关节到手指的全部上肢动作的训练,可以看作是我们日常生活中一些动作的夸张表现。通过这种复合姿势的动作进行静态、动态甚至抗阻训练,结合"眼随手动"的视觉反馈,来实现传统功法导引的作用。太极拳强调由躯干(核心)将力传达到四肢,同时由四肢的感觉反馈,调整姿势(重心)的变化,从而加大外周向中枢的反馈,反向诱发中枢对外周的控制,从而体现外周-中枢-外周的促通模式,这也是太极拳导引的体现,更体现了中医学"形神合一"的康复理念。太极拳姿势训练技术是针对手功能康复理念的更新,也为手功能康复提供了新的技术和方法。作者建议早期,即迟缓阶段就开始这一复合姿势训练,并应用适度的抗阻练习增强神经感觉统合功能的恢复。太极拳姿势训练技术中手功能康复的核心内容包括:手在空间中位置觉的变化感知;手与上肢联合运动控制;手与全身的运动模式的协调配合。宗旨是通过上肢复合动作训练,让患者熟悉手在空间中的位置觉变化,习惯以手或腕手运动为起始和导引,诱发上肢正确运动模式的重新建立。

让我们还是从"起势"和"收势"说起。患者平卧位,以患手搭在健手之上,而非 Bobath 握手。迟缓期肌张力低下的患者,可由治疗师辅助控制这一姿势。保持患手完全搭在健手上,手指舒展,双肩放松,双肘关节保持微屈。同时配合呼吸,吸气时,双上肢缓缓抬起至与肩平齐,开始训练时不需要抬高过肩,注意控制肩胛关节代偿和斜方肌痉挛,强调肩关节放松,即"沉肩"。治疗师控制患者肘关节的高度低于肩和手,不要完全伸直肘关节,微屈状态下控制内收,避免外翻,即"坠肘"。呼气时双手放下至与腹部。治疗师全程辅助完成到位,几个关键点要控制:肩关节放松,避免代偿性肩胛带上抬;肘关节轻度内收;患手腕关节轻度背屈;呼吸配合;动作全程患手心紧贴健手背。(见图 9.1)

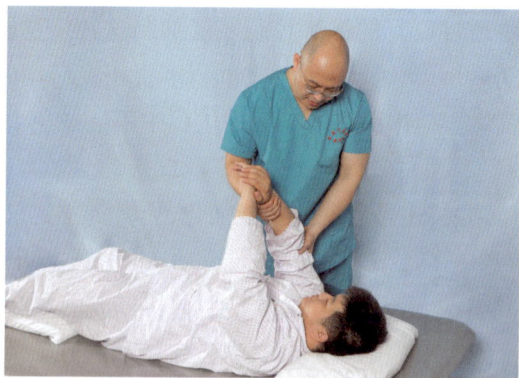

图 9.1a 患手搭在健手上,双上肢平举,治疗师辅助

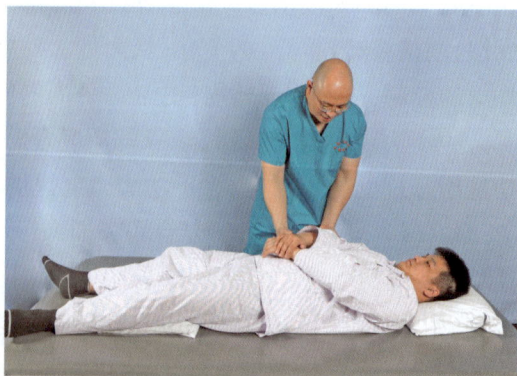

图 9.1b 患手搭在健手上,双上肢放下至腹部

　　尽早让患者在床上完成体位适应性训练,能够以一定角度(不小于60°)摇床坐起,这对于手功能训练非常重要,全方位抗重力环境下训练更易诱发手在空间中的位置觉。

　　当患者坐位能力进一步提高,可以不依靠床而端坐后,"起势"和"收势"的姿势训练要注意肩关节的孤立运动,避免代偿性运动的出现,同时更加强调吸气上抬时背部挺直,以配合背阔肌、竖脊肌、大小圆肌的控制和下背部的力量训练;促进呼吸肌群的训练,缓解躯干肌群的痉挛。而患手心紧贴健手背是要求增加患手的感觉,通过健手的空间上下运动来增加患手的空间感知,促进位置觉的恢复。肩关节、肘关节、腕关节、手指的联合控制感觉是发挥导引的关键。在前面"桩功"章节,我谈到关节机械感受器的概念,多关节复合动作的训练也是要强化这些感受器。

　　"云手"也是早期可以进行手功能和上肢运动功能康复的动作之一。"云手"在太极拳中是一个母动作,可以说很多太极拳姿势都是由"云手"演化而来。可见其的重要性。在脑卒中康复中,作者将"云手"作为一个抗阻训练的基础动作。而对于抗阻训练,作者早期即推荐使用,这一点与现代康复技术的观点不同。作者认为早期适度抗阻训练是必要的,尤其在手与上肢功能康复中,一旦患者恢复主动运动的能力,我们即给予适当抗阻。这里的"适当"非常关键,适当的抗阻可以使患者在康复训练中意念更加集中,对上肢多关节复合动作的位置觉刺激更充分。

　　下面我来具体讲解一下"云手"在手与上肢功能康复中的应用。

　　处于迟缓期瘫痪的脑卒中患者,在卧床期采用分解的"云手"姿势控制训练,可分仰卧位和侧卧位两种体位。患者仰卧位时,先指导健侧上肢完成标准"云手"动作,关键点为眼随手动,意念同步表达,画弧内收和翻掌外推的动作准确、轻柔、缓和。反复让患者感受手在空间中位置变化的感觉。此时健侧下肢膝关节保持屈曲位,强调肩关节外展时下肢用力蹬床。(见图9.2)健侧上肢熟练掌握后,改为患侧上肢训练,治疗师双手分别控制患者肘关节与手掌小鱼际,辅助患者完成"云手"动作。要反复强调眼和意念跟随手运动的方向。在运动全程,治疗师给予患侧掌心和小鱼际适当的压力刺激。患侧下肢膝关节下垫起,使患侧膝关节保持轻度屈曲,健侧下肢一直保持伸展位。(见图9.3)上下肢的联合姿势控制为将来坐立位和站立位的进一步训练打基础,可以早期促进上下肢协调运动能力的恢复。

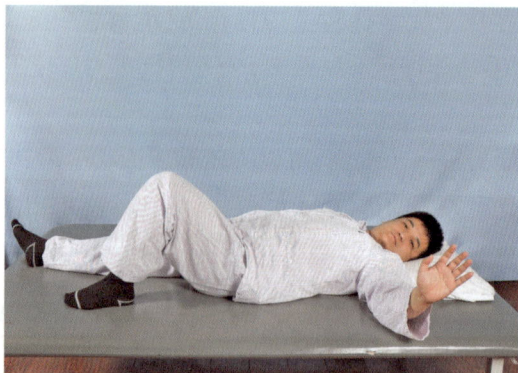

图 9.2　平卧位健侧上肢"云手"训练,健手画弧向外侧推,健侧下肢膝关节屈曲,全脚掌着床

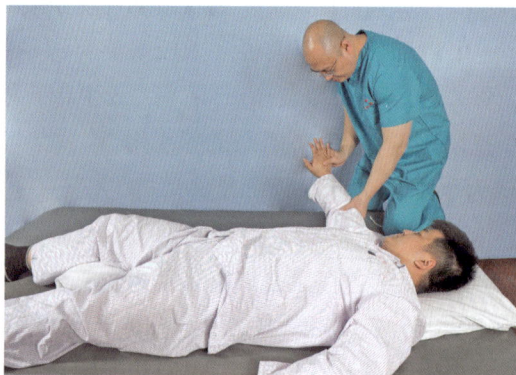

图 9.3a　平卧位患侧"云手",治疗师控制患侧手和肘部,患侧膝关节下垫起

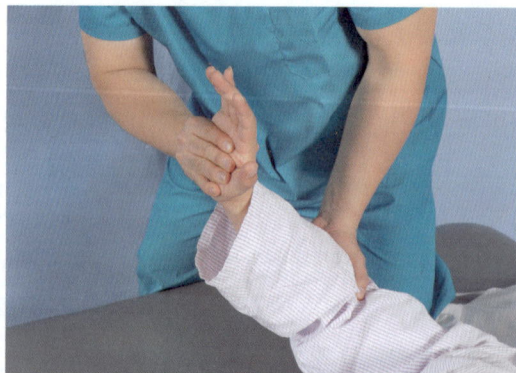

图 9.3b　治疗师控制患者肘关节和手的细节

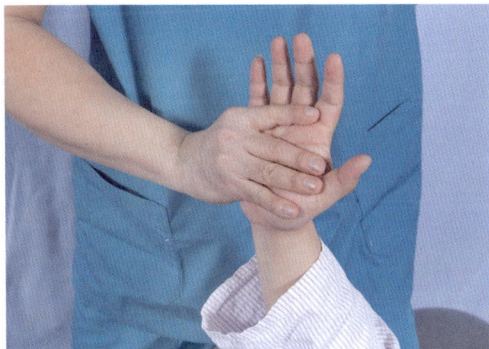

图 9.3c 治疗师给予小鱼际和掌心压力

　　然后是侧卧位训练。首先是患侧卧位，进行健侧上肢"云手"的动作训练。患侧上肢抱于胸前，患手固定在健侧肩内；患侧下肢伸展，健侧下肢屈曲，健侧膝关节下放置软垫支撑；健侧肩关节画弧内收和外展推手，头随手的运动方向而转动。(见图 9.4)侧卧位肩关节的活动范围较平卧位大，更强调肩关节的外展角度。接下来健侧卧位，健侧下肢伸展，患侧下肢保持屈曲位，膝关节下放软垫支撑。治疗师控制患侧肘关节和腕关节辅助患侧上肢完成"云手"动作。治疗师对患侧掌心和小鱼际施加适当的压力，强化感觉输入。动作全程强调头和眼追随手的运动方向。这里需要注意的是，由于肩关节的活动范围增大，上肢抗重力的难度也增加，对肩三角肌和肱三头肌刺激更多，迟缓期关节囊松弛，肌张力低，容易受伤。治疗师要通过控制肘关节和腕掌关节来时刻保持动作轨迹，必要时需要治疗师单腿跪床，在患者上肢运动过程中，稳定肩胛关节。(见图9.5)早期"云手"的肘关节屈曲角度可以适度增大，即肩关节外展、肘关节伸展时保持一定的屈曲角度，这样可以更好的控制肩关节的稳定，避免受伤。

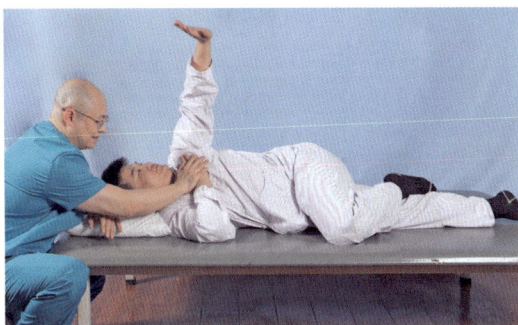

图 9.4 患侧卧位，患侧上肢抱于胸前，患手固定在健侧肩内，
肩关节画弧外展推手，头与健手方向保持一致

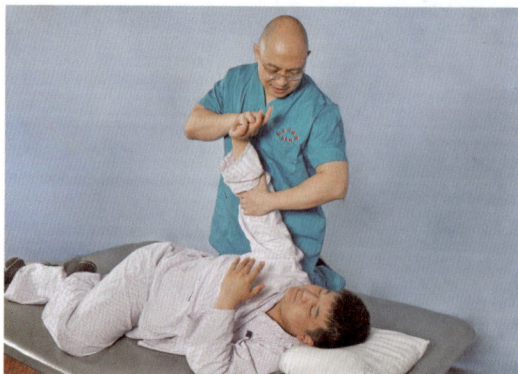

图 9.5　健侧卧位，治疗师单腿跪床抵住患侧肩胛，辅助完成外展推手

　　患者一旦恢复自主运动，治疗师可在远端给予轻度抗阻，施加的阻力大小以不加重痉挛和诱发联带运动为标准，即保持"云手"姿势不走形。健、患侧交替进行抗阻训练，强化感觉输入。"云手"姿势训练结合了意念控制、视觉反馈、远端本体感觉刺激，通过多通道促进患者手的运动和感觉功能恢复。

　　考虑到手功能的复杂性，我还引入多个太极拳招式，如"白鹤亮翅""十字手""双峰贯耳"等。

　　"白鹤亮翅"上肢姿势训练分为三个分式，"跟步抱球""交替步""虚步亮掌"。在"跟步抱球"时，动作接"左野马分鬃"而来，上身向左微转，右脚跟进；左手翻掌，掌心向下，肩关节平举、内收；右手反掌，掌心向上，在腹部抱球。（见图9.6）而后"交替步"，身体后坐，重心移动到右腿，右足全脚掌着地，上体右转，右掌掌心翻掌向上，右侧肩关节上举外旋，双眼目视右手方向。（参见第八章图 8.8）最后完成"虚步亮掌"，左脚前移呈虚步，脚尖点地，身体随之向左侧转；双上肢同时打开，右上肢继续向外、向上画弧，肩关节外展、外旋，而后向内收、内旋转化，完成了一个肩关节的旋转动作，肘关节微屈，手掌立起；左肩关节伸展、内旋，手掌背屈，按至左胯旁。（参见第八章图 8.9）

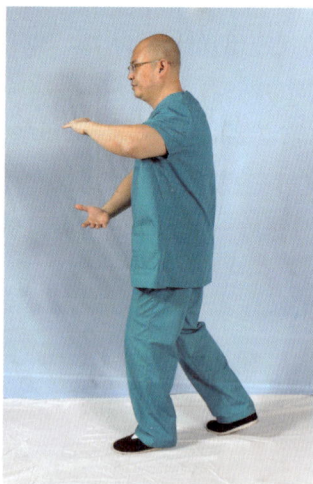

图 9.6　"白鹤亮翅"之"跟步抱球"

　　迟缓期患者可以在床上进行改良后的姿势训练，避免肩关节的过度旋

转和牵张造成的关节囊和肌腱的损伤。治疗师一手控制患侧肘关节，一手控制患侧手掌来辅助患者完成动作，同时给予掌心和小鱼际压力刺激。（见图9.7）

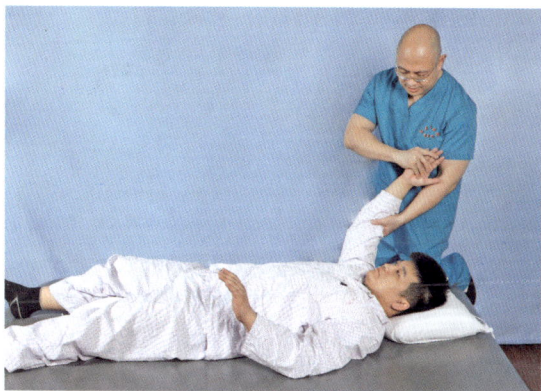

图9.7a　迟缓期患者平卧位，治疗师一手控制患侧肩关节，一手控制患侧手掌小鱼际完成"虚步亮掌"肩关节屈曲外展

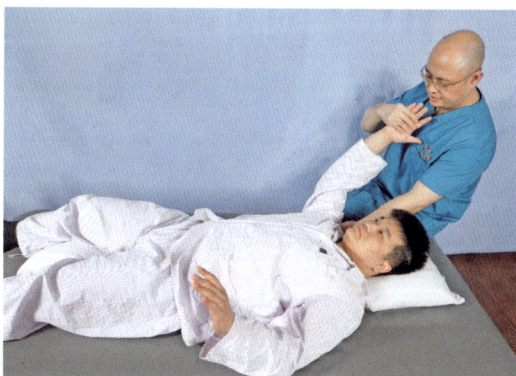

图9.7b　迟缓期患者平卧位，当肩关节外展角度大时，治疗师一手控制患侧肩关节，一手控制患者手掌完成"虚步亮掌"

　　健侧卧位时，患侧下肢膝关节屈曲，健侧的下肢伸展；健侧上肢伸直，放于体前，手腕呈背屈位，手指伸展；治疗师控制患侧肩关节和手掌小鱼际辅助完成"虚步亮掌"。通过调整腕和肩的位置关系防止出现肘关节过伸。（见图9.8）痉挛期治疗师改为控制患者肘关节和小鱼际，上肢伸展的同时保持肘部微屈，抑制联带运动模式。（参见第八章图8.11）坐立位训练"虚步亮掌"时，要求肩关节外展时上身同步转体，内旋时转正。（见图9.9）

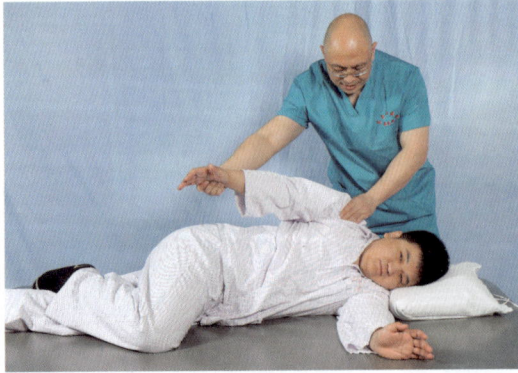

图 9.8a 健侧卧位,患侧下肢膝关节屈曲,健侧的下肢伸展;健侧上肢伸直,腕背屈,指伸展;治疗师控制患侧肩关节和手掌小鱼际,开始"虚步亮掌"

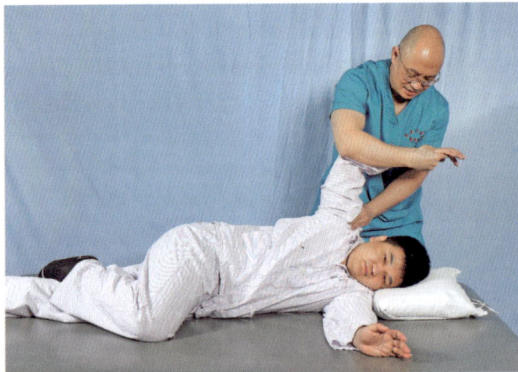

图 9.8b 健侧卧位,患侧下肢膝关节屈曲,健侧的下肢伸展;健侧上肢伸直,腕背屈,指伸展;治疗师控制患侧肩关节和手掌小鱼际完成"虚步亮掌"

　　"十字手"也是一个很好的手与上肢的复合训练。"十字手"是"如封似闭"的下一个招式。第一个拆招"回坐勾脚",右下肢屈膝,上身后坐,左下肢伸展,左足跟着地,双侧肩关节平举,双臂伸展,肘关节微屈,掌心向前,腕关节背屈。(见图 9.10)

　　第二个拆招"扣脚转掌",身体右转,左脚脚尖向内回扣,双手随身体右转而平转,双肘部微屈,双目随手转动。(见图 9.11)

　　第三个拆招"转体分掌"身体继续右转,右脚脚尖随着转体外撇,右腿呈侧弓步,左腿蹬直。右手水平外展,双臂与身体呈圆弧形,双手呈立掌,双目跟随右手。简化太极拳中要求双手臂与身体呈圆弧形,脑卒中患者初期完成困难,太极拳姿势训练技术中改良为双臂与躯干水平。(见图 9.12)

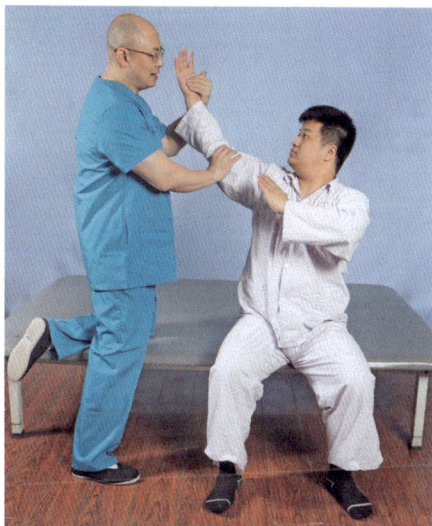

图 9.9a　坐位"虚步亮掌",肩关节外展时向右侧转体

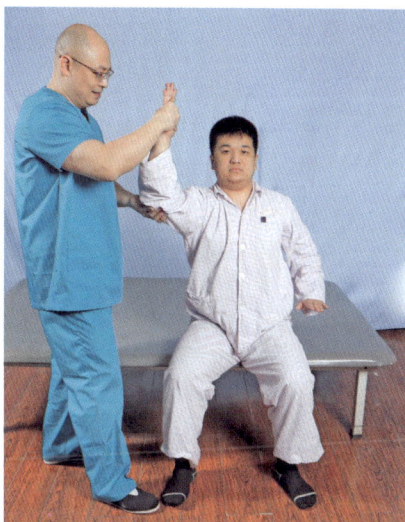

图 9.9b　坐位"虚步亮掌"肩关节内旋时身体转正

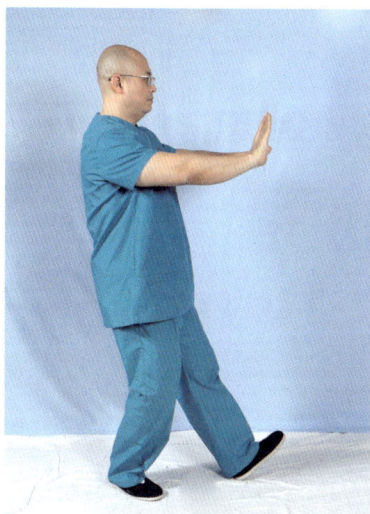

图 9.10　"十字手"拆招"回坐勾脚"

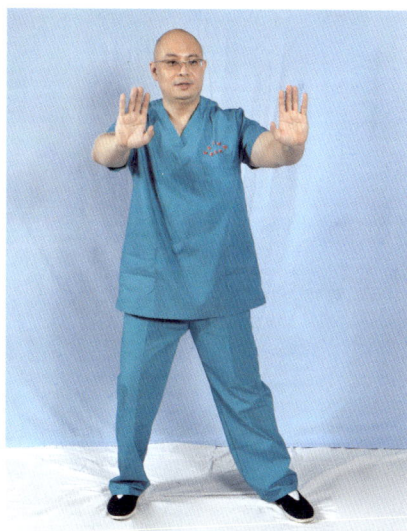

图 9.11　身体右转,左脚脚尖向内回扣,双手随身体右转而平转,双肘部微屈,双目随手转动

　　第四个拆招"收腿合抱",身体重心向左侧移动,左腿屈膝呈侧弓步,右腿蹬直,双手前臂外旋向下画弧至胸前,双臂交叉抱圆,右手在外,左手在内,犹如抱球,而后右脚收回半步,脚尖点地,之后脚跟落地,重心过渡到两腿中间,双脚与肩同宽,双下肢缓慢伸直,上肢姿势不变。(见图 9.13)

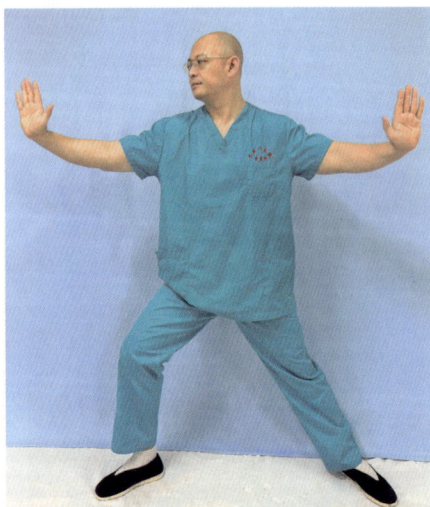

图 9.12a　身体继续右转,右脚脚尖随着转体外撇,右腿呈侧弓步,左腿蹬直。右手水平外展,双臂与身体呈弧形,双手呈立掌,双目平视右手方向

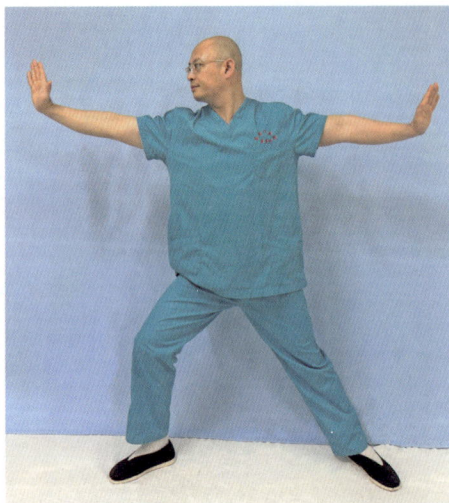

图 9.12b　脑卒中患者初期完成困难,太极拳姿势训练技术中改良为双臂与躯干水平

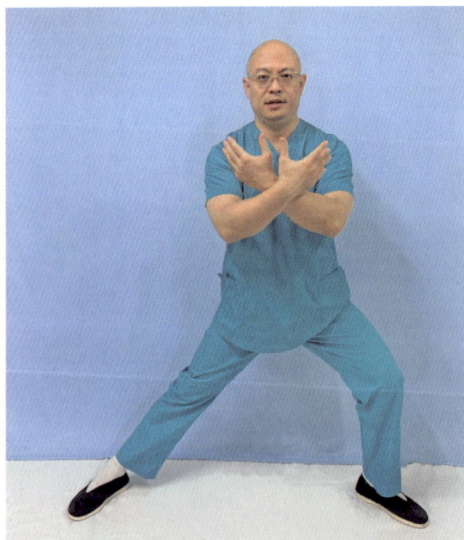

图 9.13a　左腿屈膝呈侧弓步,右腿蹬伸,双手前臂外旋向下画弧至胸前,双臂交叉抱圆,右手在外,左手在内

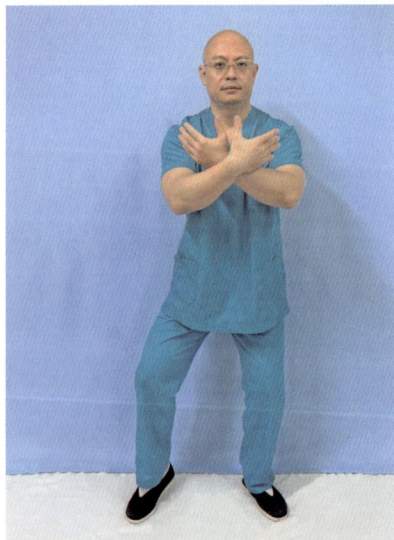

图 9.13b　右脚收回半步,脚尖点地,双脚与肩同宽,上肢姿势保持不变

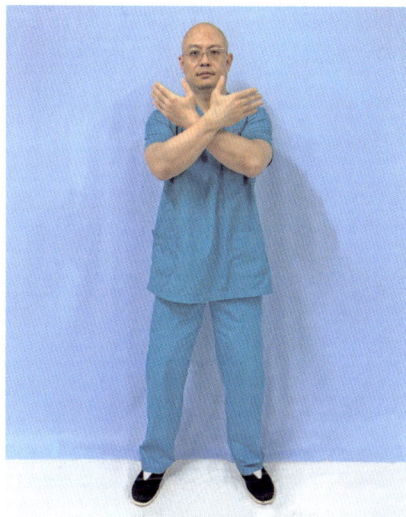

图 9.13c　右脚跟落地,重心在双腿中间,上肢姿势不变

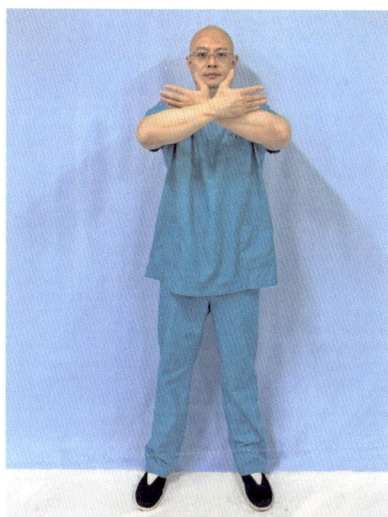

图 9.13d　双腿缓慢蹬直,上肢姿势保持不变

　　"十字手"可以互换左右训练,太极拳姿势训练技术中将其进一步简化、改良为"左右十字手"。以右侧偏瘫为例,拆招"收腿合抱"可以换成右下肢屈膝弓步,重心右移,右臂在内(患侧手在内,健手托住患手)。而后左脚收回半步,重心过渡到两腿中间,双膝保持微屈,身体转正,上肢姿势不变。(见图 9.14)随着双腿缓慢蹬直,双手外伸,向外翻掌,掌心向下,开始做收势准备(见图 9.15)

　　为了强化脑卒中患者上肢的复合动作训练,作者对"十字手"进行了变式,可以在"收腿合抱"双手向外翻掌时呈斜向上 45°,双臂向上画弧呈侧平举,就势立掌,双下肢保持微屈膝站立,重心在中间。(见图 9.16)然后双臂外旋再次向下画弧抱至胸前呈"十字手"。如此可重复"十字手"的上肢姿势训练。平卧位、坐位也可练习,治疗师辅助控制患侧肘关节和手掌小鱼际。当患者上肢肌力差,平卧位不能保持姿势时,可以改为患侧上肢在上,健侧上肢在下托起患肢。(见图 9.17)在改良后的"十字手"训练中,肩关节连续的外展、外旋,内收、内旋,肘关节连续屈曲、伸展,手腕不停翻转。双上肢通过不断地向上、向下画弧,完成肩、肘、腕共同参与的圆周运动,尤其是肩关节的运动几乎达到全关节活动范围。姿势训练大开大合,行云流水。

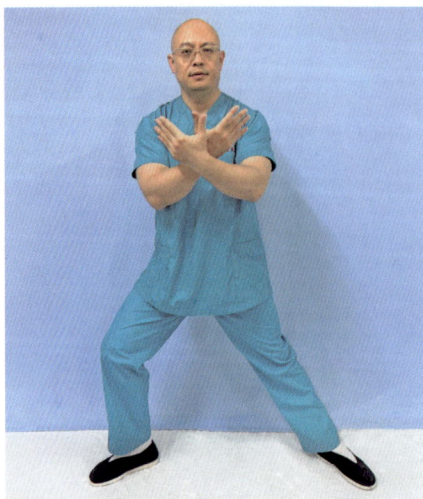

图 9.14a　身体重心向右侧移动,右腿屈膝呈侧弓步,左腿蹬直,身体转正,双手前臂外旋向下画弧抱至胸前,健手在外,患手在内,双手呈"十字手"

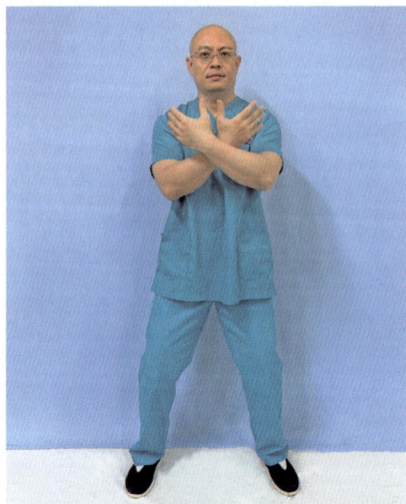

图 9.14b　双手呈"十字手",健手在外,患手在内,左脚收回半步,重心过渡到两腿中间,双膝保持微屈

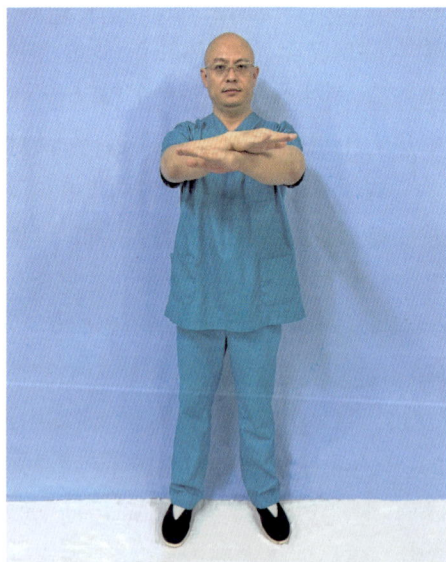

图 9.15　双腿缓慢蹬直,双手外伸,向外翻掌,患手在上,健手在下,掌心向下

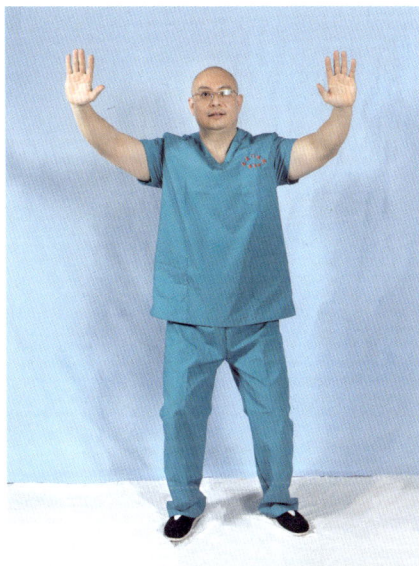

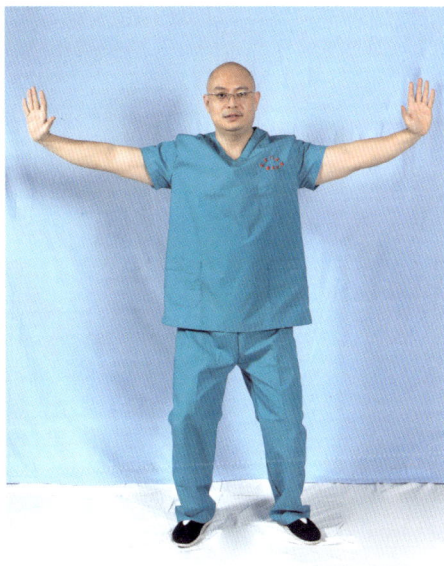

图 9.16a　双手向外翻掌时呈斜向上 45°　　图 9.16b　双臂向上画弧呈侧平举,就势立掌

最后说说"双峰贯耳",这个姿势也是双上肢的对称运动模式。我们重点关注上肢的姿势演示。启动位置我们让患者双上肢平举,掌心向上,同时左下肢站立,右腿屈膝抬起,大腿与地面平行,目视前方。初期练习可以让患者右足点地呈虚步,以降低难度。(见图 9.18)

而后,右腿向右前方伸直放下,足背屈,足跟着地;屈左膝,重心后坐;双手同时向下,分别落在髋关节两侧,掌心向上。(见图 9.19)

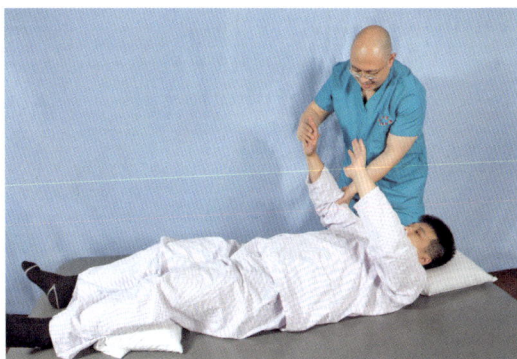

图 9.17a　平卧位,"十字手"开始位置,双膝关节下垫起呈微屈位,治疗师控制患侧手掌小鱼际和肘关节

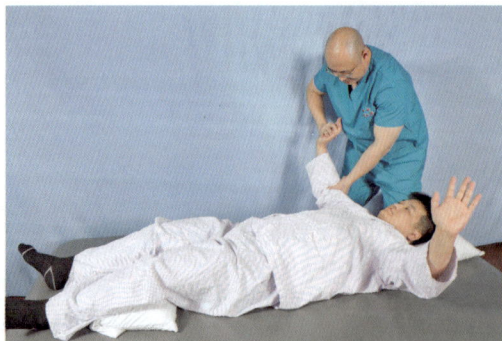

图 9.17b 平卧位,双膝关节下垫起呈微屈位,治疗师控制患侧手掌小鱼际和肘关节,辅助患者完成双臂向两侧画弧呈侧平举,肩关节外展,双手立掌

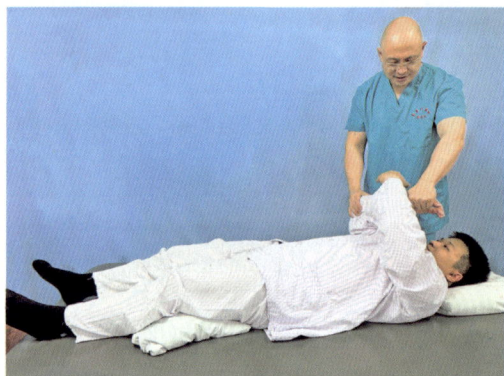

图 9.17c 平卧位,治疗师控制患侧手掌小鱼际和肘关节,辅助患者完成双臂向下画弧抱至胸前,呈"十字手",患侧手在下,健侧手在上

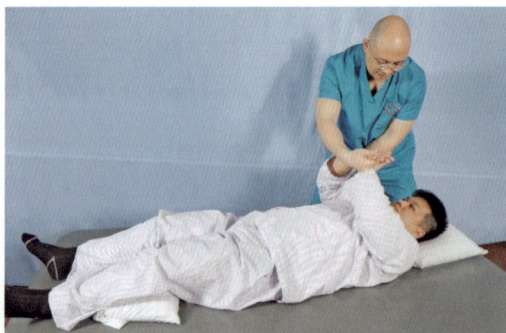

图 9.17d 平卧位,当患者上肢肌力差,不能保持姿势时,可以改为患侧上肢在上,健侧上肢在下托起患肢,治疗师控制患侧手掌小鱼际和肘关节,辅助患者完成双臂向下画弧抱至胸前,呈"十字手"

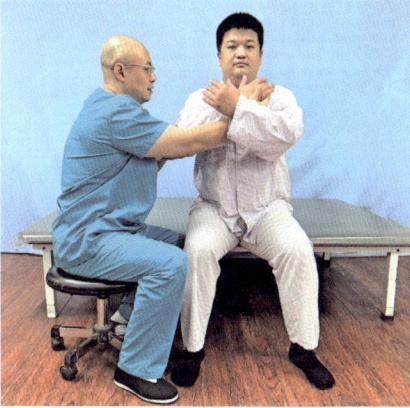

图 9.17e　坐位,治疗师控制患侧手掌小鱼际和肘关节,辅助患者完成双臂向下画弧抱至胸前,呈"十字手",患侧手在内,健侧手在外

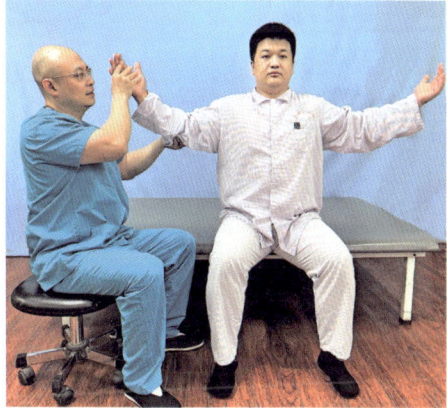

图 9.17f　坐位,治疗师控制患侧手掌小鱼际和肘关节,辅助患者完成双臂向两侧画弧呈侧平举,肩关节外展

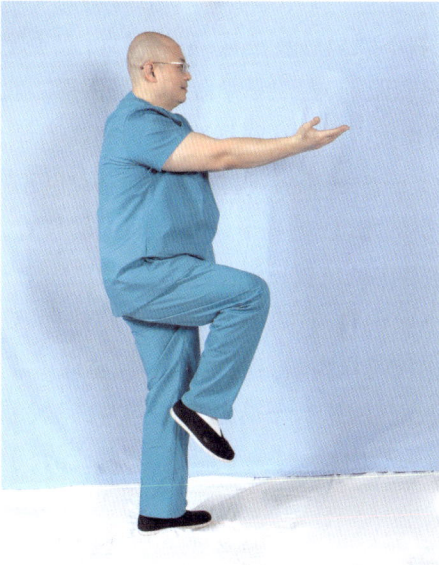

图 9.18a　左下肢站立,右腿屈膝抬起,大腿与地面平行,双上肢平举,掌心向上

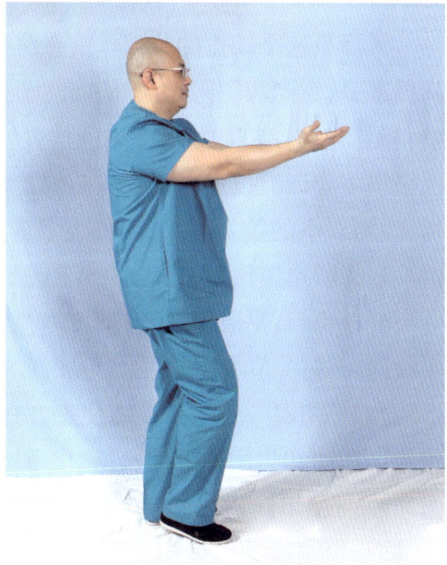

图 9.18b　左下肢站立,右足点地呈虚步以降低难度,双上肢平举,掌心向上

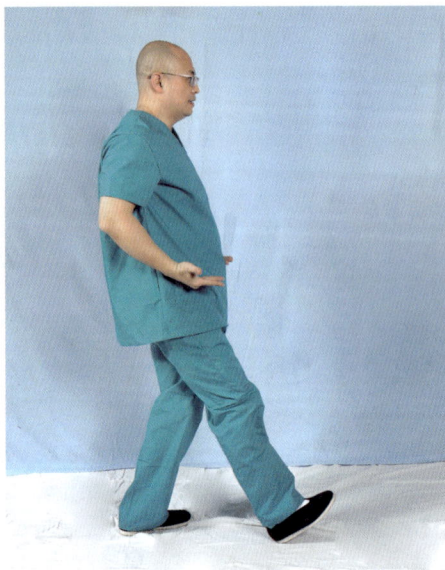

图 9.19 右腿伸直,向右前方放下,足背屈,足跟着地;屈左膝,重心后坐;双手同时向下,分别落在髋关节两侧,掌心向上

最后是这个动作的关键。重心前移,右下肢呈弓步负重,左腿蹬直;双手腰间握拳,从身体两侧同时向外、向前画弧至双眼前方,双拳拳眼相对呈钳形。双拳相距约 15cm,双眼视两拳中间位置。简化太极拳中,双拳的水平为略高于耳,太极拳姿势训练技术中将双拳的位置进行了改良,患者训练一段时间标准姿势后,改为双拳的位置高于头,加大了肩上举的角度,抬高了手在空间中的位置,进一步清晰和强化手和上肢关节在复合运动中的位置反馈。(见图 9.20)

经改良后,平卧位、坐位均可练习。平卧位时,右膝关节垫起,左膝伸直,双手收回时,肘关节着床即可。(见图 9.21)坐位时双脚踏实地面,与肩同宽即可。

"双峰贯耳"的姿势训练使患者在肩、肘、腕进行复合运动的同时,完成手指集团屈曲和集团伸展的转换,出拳时肩关节内旋、肘关节伸展、前臂旋前、手指屈曲;收拳时肩关节外旋、肘关节屈曲、前臂旋后、手指伸展。双上肢姿势对称、同步。这样的运动形式是完全分离运动模式,符合日常生活动作的需要。改良后的站立位"双峰贯耳"变式,在双手贯拳后,再反向画弧收回到髋关节两侧,在收回的过程中双拳打开,手指伸展,掌心向上;同时重心后坐,左腿屈膝,右腿伸直,足背屈,足跟着地。反复练习贯拳和收拳的姿势,并伴随重心前后移动,体会用核心发力出拳。

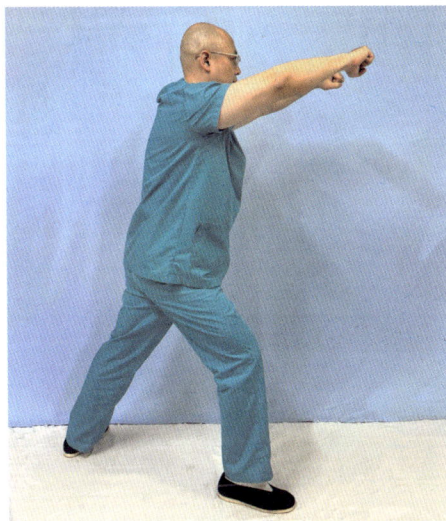

图 9.20a　标准姿势：右下肢弓步负重，左腿蹬直，双手握拳，从身体两侧同时画弧至双眼前方，双拳拳眼相对呈钳形，双眼视两拳中间位置

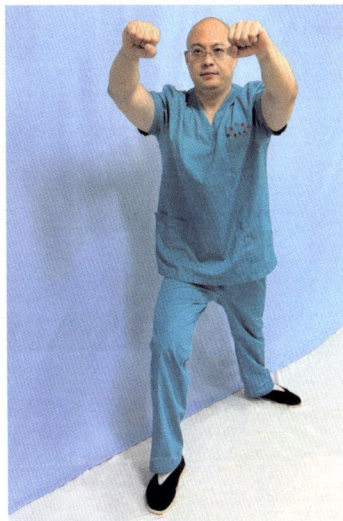

图 9.20b　标准姿势正面照，双眼视两拳中间位置

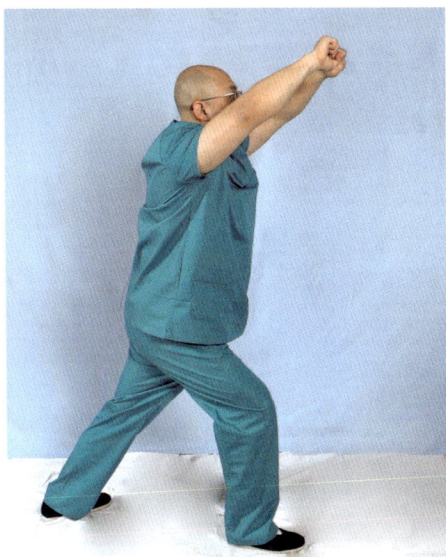

图 9.20c　改良后，右下肢弓步负重，左腿蹬直，双手握拳，从身体两侧同时画弧至头上方，双拳拳眼相对呈钳形，双眼视两拳中间位置

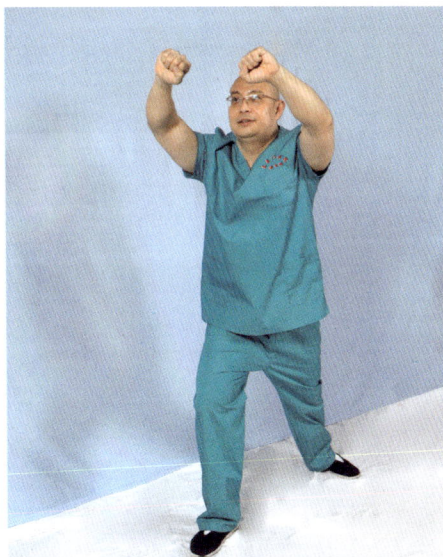

图 9.20d　改良后正面照，双拳过头，双眼视两拳中间位置

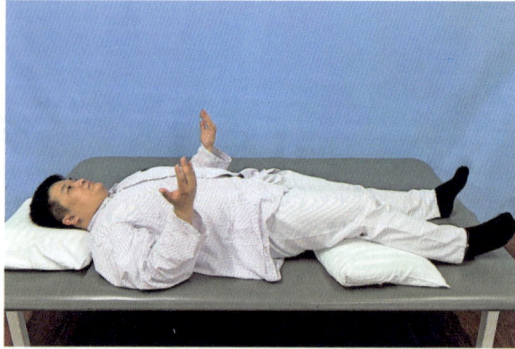

图 9.21a 平卧位,右膝关节垫起,左膝伸直,
双手从平举收回腰间,掌心向上,肘关节着床

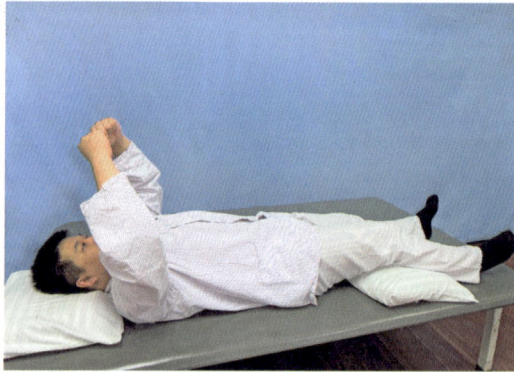

图 9.21b 双手握拳,从身体两侧同时画弧上举至双
眼上方,双拳拳眼相对呈钳形,双眼视两拳中间位置

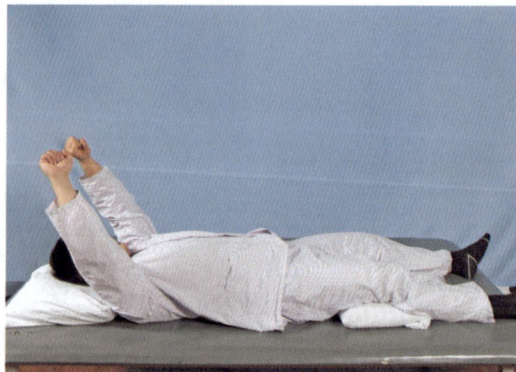

图 9.21c 平卧位进阶训练,双手握拳,从身体两侧
同时画弧上举至头上方,双拳拳眼相对呈钳形,双眼
视两拳中间位置

　　传统太极拳招式的上肢运动模式,都是弧线或圆形线路,有些姿势是肩关节启动带动远端,比如"双峰贯耳",这要求肩关节进行不同程度的旋转,肘关节与腕关节要根据肩关节的旋转产生相应的联动来完成动作;有些姿势则是手的启动来带动上肢近端,比如"野马分鬃""揽雀尾",通过手腕的旋转带动肘关节、肩关节联动。太极拳姿势中既有开链运动模式,也有闭链运动模式,这些多关节的复合运动更有利于手与上肢运动功能的康复。

　　像"云手"一样,太极拳的很多动作都是左右对称的,尤其是双上肢的姿势,这种健、患侧交替训练的方法类似于现代康复技术中"镜像疗法"。太极拳的姿势演练要求双上肢完成相互对称的动作,使脑卒中患者在康复过程中健、患侧训练强度一致,这种康复方法是有别于现代康复技术的。现代康复技术的先健侧、后患侧原则,更多的是强化患侧;而太极拳姿势训练技术是先健侧、后患侧,最后完成健患侧交替,强调的是健、患侧同步训练,通过这种对称姿势练习可以强化健侧运动模式的输入,促通作用更为显著,这也是太极拳导引的体现。

　　那么脑卒中后健侧肢体是否也需要强化训练呢?作者应用表面肌电图对脑卒中患者进行太极拳姿势训练的前后做了评测,以了解双侧肢体神经电生理的变化。治疗前对痉挛性偏瘫患者肢体被动肌肉牵伸(肌张力)测试时,有些患者患侧肢体肌张力增高的同时,健侧肢体也同样发生了肌张力的增高;经过 2 周太极拳的左右侧交互训练后,再次对这些患者进行表面肌电图的测定,患侧肢体肌力和肌张力改善的同时,健侧的肌张力也降低了。(见图 9.22、图 9.23)表面肌电图中对肌肉被动牵伸的测定是直接反映肌张力的客观指标,在图 9.21 中的红色数值反映治疗前后的肌张力值,患者右侧偏瘫,治疗前患侧腕部肌群肌张力增高,健侧同样增高;治疗后,患侧肌张力降低的同时健侧也恢复了正常,且屈肌、伸肌的张力更趋向于平衡,健、患侧的张力也趋向于平衡。这一现象提示我们不能只关注患侧运动能力的改善,而忽略了健侧肢体的训练,双侧肢体运动的协调和平衡可能更利于痉挛性瘫痪的缓解和复杂运动的完成。

韩某某，女，64岁，右侧偏瘫，太极拳姿势训练前后双上肢远端肌肉被动牵伸肌电特性1

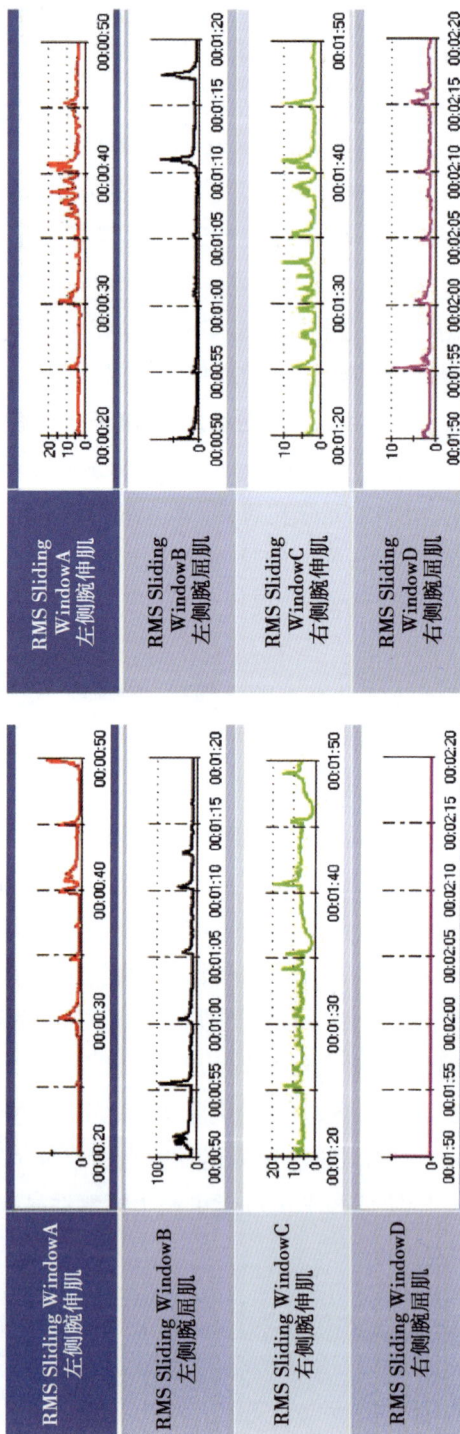

图9.22　太极拳姿势训练治疗前后双上肢远端肌肉被动牵伸表面肌电图形

韩某某，女，64岁，右侧偏瘫，太极拳姿势训练前后双上肢远端肌肉被动牵伸肌电特性2

肌肉	动作	肌电值	治疗前	治疗后
RMS Sliding WindowA 左侧腕伸肌	收缩	RMS Max A	86.86	38.19
		RMS Mean A	6.87	4.42
		RMS Min A	0.49	0.87
RMS Sliding WindowB 左侧腕屈肌	收缩	RMS Max B	121.36	50.63
		RMS Mean B	15.92	4.09
		RMS Min B	2.96	0.49
RMS Sliding WindowC 右侧腕伸肌	收缩	RMS Max C	40.09	20.31
		RMS Mean C	6.68	2.53
		RMS Min C	0.57	0.40
RMS Sliding WindowD 右侧腕屈肌	收缩	RMS Max C	881.55	8.45
		RMS Mean C	7.00	1.46
		RMS Min C	0.90	0.28

图 9.23　太极拳姿势训练治疗前后双上肢远端肌肉被动牵伸表面肌电数值

第十章

保护性伸张反射的诱发和阳性支持反射的抑制

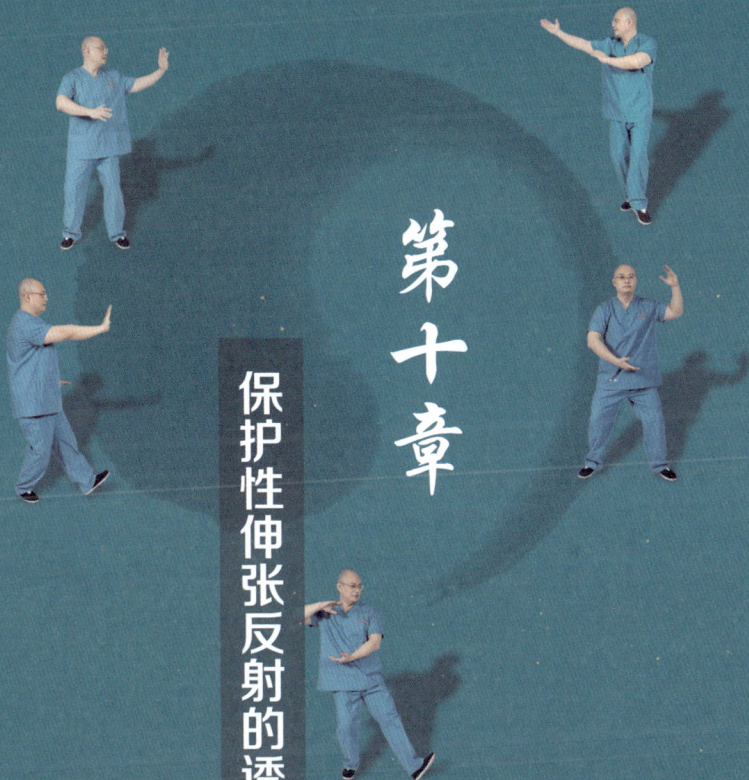

　　脑卒中患者的运动功能障碍来源于皮层中枢或其传导通路的损伤,这直接导致了高级皮层神经反射的减弱或消失,同时由于皮层对脊髓或脑干水平反射的抑制作用被削弱,这些原始反射被重新诱发和强化。高级皮层功能神经反射的消失与原始反射的重新出现严重影响了脑卒中患者运动功能障碍的恢复。

　　原始反射的出现是为了满足婴儿阶段必须的生理功能需要,比如吸吮反射、抓握反射。脑干水平的反射也属于较低水平神经反射,在婴儿发育阶段满足其翻身、爬、坐、站等基本功能,属于静止的姿势反射。一些反射会随着发育而消失,这里面比较重要的反射之一是实现站立功能的阳性支持反射,在婴儿8个月以后这一反射必须被抑制,取而代之的是阴性支持反射,否则无法完成人类更高水平运动能力的需要,比如行走等。

　　此外,高级皮层反射的减弱或消失,同样严重影响了脑卒中患者的日常生活能力。其中保护性伸张反射是一个非常重要的主动运动反射,它与半规管、内耳、颈本体感受器有关,也同样受到皮层的支配调节,一般在出生后6个月出现并伴随终生。其主要功能是,当我们摔倒或失去重心时,双手会马上伸向摔倒的方向或重心的方向,以保护头、胸等重要器官。脑卒中偏瘫患者这一反射往往消失或减弱,在重心失控时无法提供有效的自我保护,经常会撞伤肩部或头部,甚至因为头部的撞击而导致颅内出血而危及生命。老年人即使没有罹患脑卒中,由于脑功能的退化,也会导致保护性伸张反射的减弱。这也是为什么我们强调老年人防摔倒的重要性,不单单是因为骨折风险,还可能造成脑外伤。在脑卒中患者的康复中,我们应设法诱发或强化这一反射,提高自我保护能力,这是提高日常生活能力的重要部分。

　　在脑卒中康复中,我们需要时刻注意避免强化原始反射,且要通过一些特定的动作训练诱发皮层反射和主动运动反应的出现并不断强化。一些加强运动功能的康复方法往往在训练中忽略了原始反射抑制,训练强度的增加容易导致痉挛的加重。而高级皮层反射的诱发又比较困难,一些平衡或步态的训练方法效果并不理想,这些康复训练技术虽然设计了一些有效动作,但没有将患者的主动意识结合在训练动作中,患者不能自发的形成反射链。尤其是一些高级神经反射需要在某些重心失控状态下才会出现,这为我们诱发皮层反射的康复带来困难。我们还忽略了一个问题,在康复训练中,我们认识到通过改变体位或重心的变化去诱发这些反射,但忽略了手或足的远端诱发效应,尤其是远端的主动意识动作而非被动参与。比如我们在为脑卒中患者进行坐位平衡训练时，当患者躯干向患侧倾斜即将发生倾倒时，我们会引导患者用手或肘支撑床面（见图 10.1）；或由治疗师外展患者同侧上肢，诱导头部向对侧倾斜调整。（见图 10.2）这是一种被动的反射诱发。作者认为是单一的输入反射刺激，只强化了外周刺激。而实现高级反射需要一个闭环，皮层的运动输出指令同样重要，这在脑卒中患者中更为困难，在现代康复训练中尚没有有效的训练方法，使得诱发高级皮层反射和主动运动反应成为脑卒中康复的难点之一。

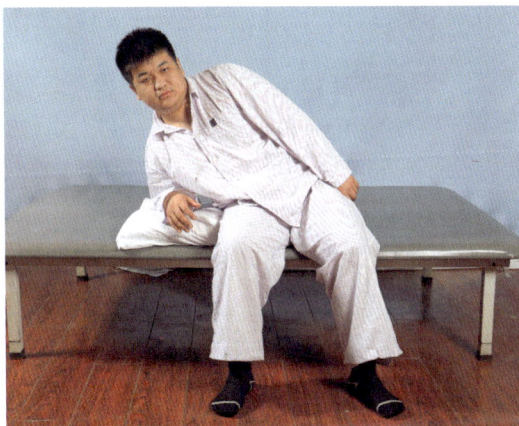

图 10.1　坐位，患者向右侧倾斜，用肘支撑床

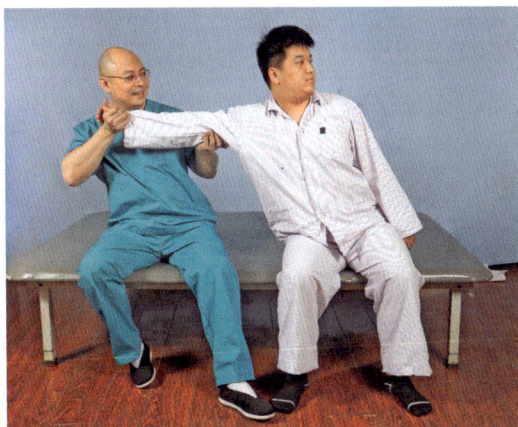

图 10.2　治疗师控制患侧上肢肘和腕完成侧平举，
患者头歪向对侧

　　为了在康复训练中实现这一目标，我们需要设计一系列动作，在诱发反射出现之前给大脑皮层一个预刺激，即在体位或重心即将发生变化，大脑主动意

识就做好准备并提前做出这一反射动作,提早做出这一反射弧的输出。通过不断强化这些主动动作,同时实现双向的刺激诱发。我们还需要通过手或足的远端刺激强化这一输出。太极拳姿势训练中的很多招式演练都具备这一双向刺激作用,而且兼顾了远端刺激,不需要极限体位就可以起到诱发高级皮层反射的作用。这也从另一神经传导途径解释了导引术的功用。下面作者以保护性伸张反射的诱发训练举例,讲解太极拳姿势训练技术在这一康复过程中的应用。

诱发或强化保护性伸张反射,还是从"云手"说起,前面的章节已经反复讲过这个关键姿势训练的重要性,其具体的习练方法就不再赘述了。诱发保护性伸张反射的关键环节,是在这一姿势习练的全程给予远端的有效刺激。在迟缓状态时,治疗师需要握住患者的手掌,在上肢由胸前手掌外翻开始伸展时,给予掌心适当的压力,这与《手功能康复与上肢多关节复合动作训练》章节中的训练要点相同。(参见第九章图9.3)健侧做动作时也应给予相同的压力,让患者感知手和上肢在空间中的移动,早期的位置觉输入对将来诱发这一反射很重要。随着患者肌力的恢复,我们在患侧上肢向外伸展时给予一个持续的阻力,这个阻力是渐进增加的,当完全伸展,重心转移到患侧时达到最大。这个阻力要求治疗师根据患者的运动能力,包括肌力、肌张力的表现,适度施加,以患者可以顺利完成动作为标准。治疗师可以在患侧上肢伸展时控制肘部,以保持姿势。(见图10.3)当患侧上肢开始画弧收回胸前时则不再施加阻力,患者如不能顺利完成动作,可以辅助完成,即重心回复中线的过程不施加任何方向的阻力。云手的普通训练和诱发保护性伸张反射的特殊训练可以交替进行,即抗阻训练和不抗阻训练交替进行。这里还是要强调视觉追随的重要性,在"云手"章节中,我们强化在身体与重心转向一侧,完成推掌后,随着对侧手的向上画弧,头向对侧旋转,双目平视转移至对侧手,通过头的转动方向和视觉的转移方向加强前庭功能的调整。前庭功能的康复对保护性伸张反射的诱发和强化非常关键。在下肢负重时,这种调整更为重要。

"云手"的静态桩功训练也有诱发和强化这一反射的作用,当患者站桩完成较好后,治疗师可以要求患者站桩时持续对抗来自治疗师的阻力,此时患者需要利用腰部、伸直的下肢、伸展的上肢发力,支撑腿绷紧才能保持姿势,体会蓄"劲"的状态。(见图10.4)这样可以强化大脑意识控制,尤其是手的抗阻点的反馈,上肢和手的发力方向恰恰是重心的倾斜的方向,这与诱发保护性伸张反射的动作一致。通过对太极拳招式的学习,我们不难发现,大部分太极拳的姿势都是向重心移动的方向发力，即上肢的伸展方向与重心的移动方向一致，比如"野马分鬃""搂膝拗步""左右穿梭""揽雀尾"等。脑卒中患者习练这些动作时可以不断强化这一反射的表现形式。

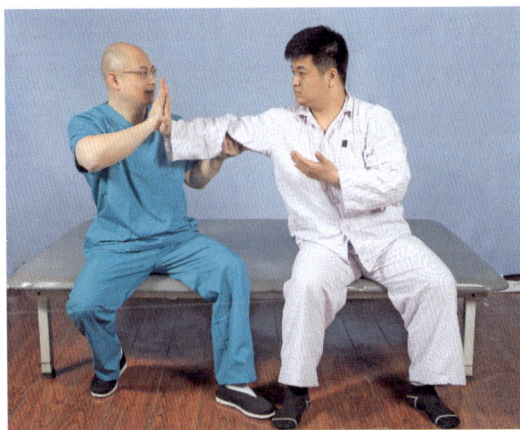

图 10.3　坐位"云手"，治疗师一手握住患侧手掌，一手托住患侧肘关节，外展推掌时给予患者阻力

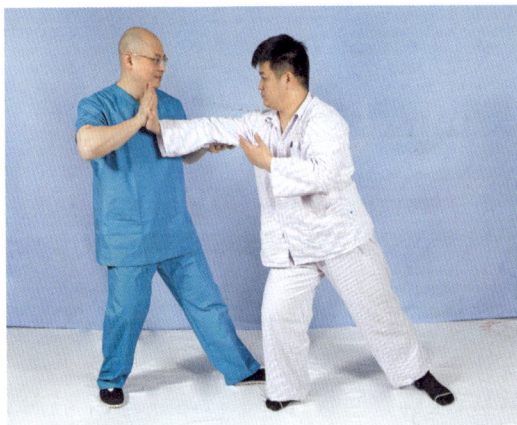

图 10.4　站立位"云手"外展推手，治疗师在远端施加阻力

　　这里尤其需要说说两个动作，首先是"左右穿梭"，比如"左穿梭"的最后一个分式是"弓步架推"，也是此姿势关键的分式。动作要领见第五章。(参见第五章图 5.6)这一招式双上肢随重心转移，就势旋转发力前推，向外架推的右上肢将头部保护起来，左上肢起到支撑作用，这样的保护性伸张反射更加标准，双

上肢同时向重心方向伸展。这可以作为这一反射的进阶训练。静态站桩与动态演练交替进行，治疗师对患者双上肢同时施加阻力。（参见第八章图8.16）

再来说说"左右揽雀尾"中"掤""捋""挤""按"四个分式中的"按"，即"弓步按掌"。以"左揽雀尾"的"弓步按掌"为例，左脚上步呈弓步，身体重心前移，右腿蹬直，双臂伸展，双手掌心向前按出，腕关节背屈，目视前方。这一招式也是重心方向的双上肢伸展，同样是强化保护性伸张反射的练习动作，这一拆招也更接近于反射的表现形式。（见图10.5）

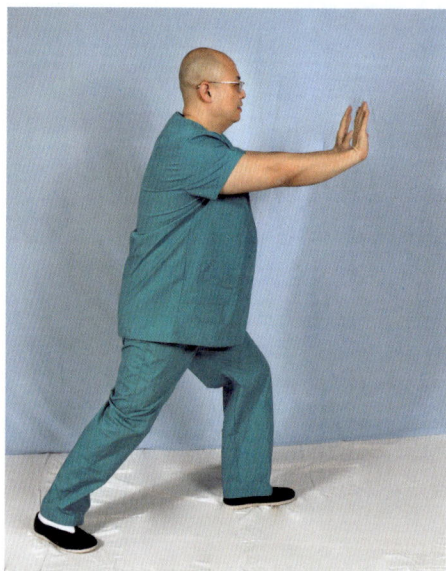

图 10.5　左脚上步呈弓步，身体重心前移，右腿蹬直，
双臂伸展，双手掌心向前按出，腕关节背屈，目视前方

作者对这一拆招进行了步法的改良，可以左右交替练习，患者站立位，双脚分开与肩同宽，先左脚上步，重心前移，左腿呈弓步负重，双上肢同时伸展外推。而后重心后移，左脚收回与右脚平行站立，双上肢向下画弧收回腰间，掌心仍向前。再次上步，右腿呈弓步负重，双上肢同时伸展外推。如此反复练习。（见图10.6）

也可以换成另一种改良步法，左脚上步，左腿呈弓步负重，双上肢伸展外推。而后右脚跟上在左脚旁，前脚掌着地呈虚步，双上肢同时向下画弧收回至腰间，掌心仍向前。接下来右脚直接上步，右腿呈弓步负重，双上肢同时伸展外推。再次双上肢向下画弧收回腰间，左脚再跟进呈虚步。这样的步法可以

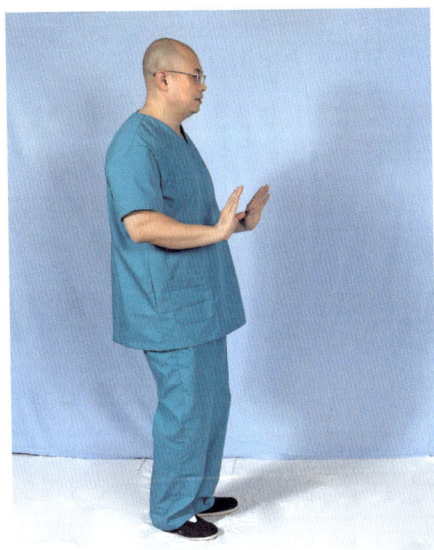

图 10.6a　左脚后撤，双脚站立与肩同宽，双手画弧收回至腰间，掌心仍向前

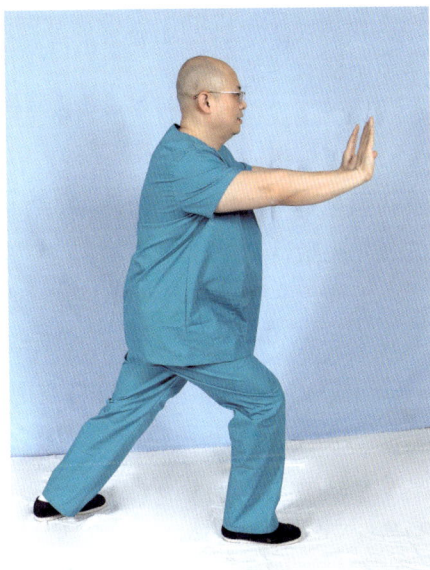

图 10.6b　右脚上步呈弓步，双手按出

让患者一直向前位移。(见图 10.7)随着患者对招式的熟练和能力的增强，要求双下肢交替向前的速度逐渐加快，弓步的幅度逐渐增加，双上肢向外推按的

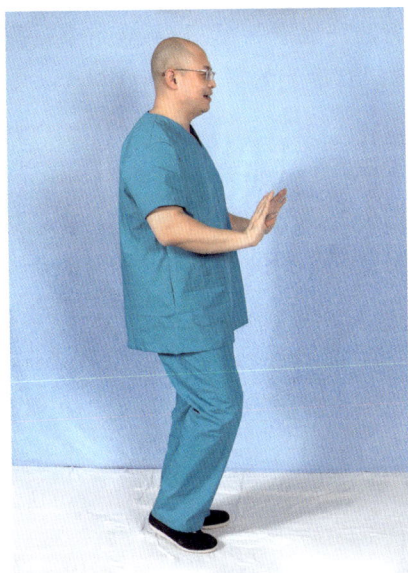

图 10.7a　右脚跟进呈虚步，双手画弧收回至腰间

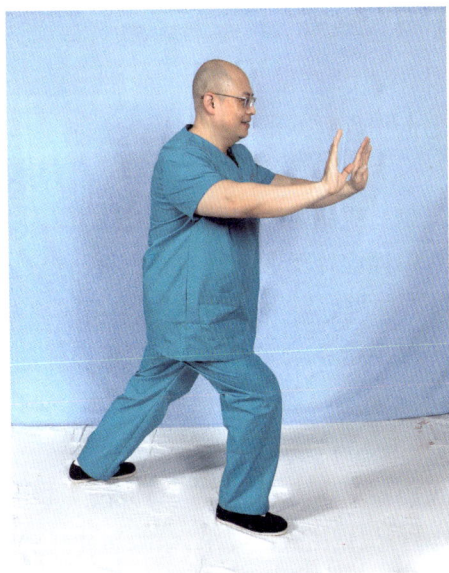

图 10.7b　右脚上步，右腿呈弓步，双手按出

143

速度加快。还可以利用太极球加强这种发力感觉,在接下来的《太极球训练》章节中会有详细介绍。

关于诱发保护性伸张反射的太极拳训练姿势还有很多,不再一一讲解了,大家可以根据原理自己体会,选取太极拳中相应的姿势,从不同的发力角度诱发和强化这一反射。关键是在动作向重心转移方向发力的同时给予远端有效的强化刺激,增加反馈。

下面再来谈谈阳性支持反射,这一反射是脑干水平的反射,一般在我们出生后3至8个月出现,它的出现是站立能力实现的基础。检查方法是,让婴儿(一周岁以内)足底着地跳数次,或抱着孩子双脚着地蹲几下,阳性反应是下肢肌张力增高、踝关节跖屈,有些婴儿会诱发膝反张。阳性支持反射的出现可以使双下肢保持伸直,支撑身体保持站立。随着神经系统的发育,这一反射很快就被抑制。但如果这一反射8个月以上还不能消失,则会严重影响我们的步行能力,导致在站立负重时膝关节、髋关节、踝关节不能发生屈曲动作,无法向前迈步。而脑卒中患者由于大脑皮层功能的损伤,导致对原始反射的抑制能力下降,尤其是病情较重的脑卒中患者,会重新出现这一反射,给步行能力的康复带来了巨大障碍。

脑卒中患者往往在床上训练治疗时,患侧下肢分离运动可以较好完成,平卧位能够完成屈髋同时伸膝,或俯卧位伸髋同时屈膝,甚至可以完成屈髋同时伸膝、踝背屈。但负重站立时,伸髋的同时无法完成屈膝,甚至不能完成屈髋动作,出现痉挛步态,这与阳性支持反射的出现有很大关系。早期抑制这一反射的出现至关重要。

太极拳招式演练过程中,双下肢不停进行髋关节、膝关节的屈伸转换,尤其是负重腿基本是屈膝状态。可以说太极拳姿势训练技术的"桩功"和步法对阳性支持反射都具有较好的抑制作用。在前面章节我们讲解过卧床期"起势"与"收势"的动作和其变式训练方法。在迟缓期康复时,将患者双膝关节垫起呈微屈状态,在完成姿势训练的同时,引导患者进行股四头肌的等长收缩,早期输入站立时的负重模式,抑制阳性支持反射的诱发。("起势"与"收势"动作和其变式训练方法见第二章图2.9—图2.18,第八章图8.1—图8.3)我们要求患者在卧床进行其他太极拳招式的练习时也保持膝关节的屈曲状态,可根据招式的要求,单膝屈曲或双膝屈曲。

在坐位太极拳姿势训练中,我们也要求患者下肢同步参与。比如"坐位云手",在一侧上肢伸展向外推手时,要求患者同侧下肢用力踏地,完成股四头肌屈膝状态下的等长收缩,模拟下肢重心转移。(参见第三章图 3.15)这样可以起到抑制阳性支持反射的作用,为后期站立位完全负重时的屈膝控制打下基础。这些早期的太极拳姿势训练可以较好抑制脑卒中患者步行时的膝反张。

当患者可以站立位训练时,我们进行太极拳的静态姿势控制训练,即第八章《"桩功"——太极拳静态姿势训练》中提到的"站桩"训练,进一步强化负重状态下的屈膝控制。比如"起势"的"站桩"训练。("起势"训练参见第二章图 2.24,"站桩"训练参见第八章图 8.7)太极拳功法本身对习练者的下肢力量要求较高,尤其是膝关节的控制,我们利用太极拳功法这一特性,恰恰起到了抑制阳性支持反应和膝反张的效果。

太极拳招式中还有针对其他皮层反射的诱发训练,比如迈步反应和足背屈反应。迈步反应是身体为了维持平衡,在重心无法控制时,脚向侧方、前方或后方踏出一步,同时头部和胸廓做出相应调整。这一反射在幼儿 15~18 个月出现,并维持一生。足背屈反应不再赘述。这些反应对恢复脑卒中患者的步行能力和平衡能力都很重要。太极拳姿势训练技术中的很多招式,其步法具有"辗转腾挪"的特点,对这些反射都有诱发和强化作用,我在之前的章节中有过介绍,比如"野马分鬃""搂膝拗步"等。大家可以自己体会,从太极拳的传统招式中摘取有针对性的训练动作,在脑卒中患者的运动功能康复应用中积累经验。

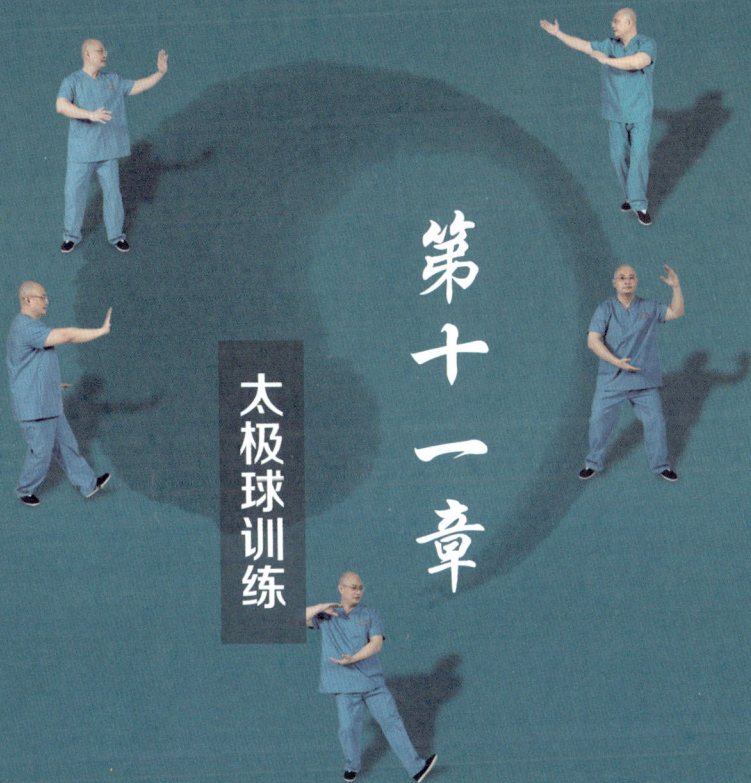

第十一章

太极球训练

太极球运动是根据阴阳八卦和经络学说创编的。它把武术、气功与健身融为一体，讲究以练精、气、神为本，人球合一。太极球流派很多，功法各异。之所以称为太极球是因其练习以太极拳为基础，结合传统太极拳双手画圆的动作特点，刚柔并济的力道特点，用大小不同、重量不同、材质不同的球体为载体，进行习练的功夫。根据不同的练功要求，球的大小、质量及运动方式存在差别。（见图 11.1）

太极球的健身作用很大，不仅可以强身健体，而且对消化系统、神经系统的疾病及许多慢性病都有一定的防治效果。有民间传言，太极柔术名家沈阳赵中道习练此功，90岁仍耳聪目明、行步稳健。当然其真实性无法考究，但从一个侧面说明太极球的确是一种民间习练的强身健体的功法。

太极球功法属于太极拳内功修炼的范畴，通过习练太极球可以体会"松、柔、轻、灵、整"的太极状态；借助球体对于双手的刺激，强化人的内在感觉；太极球运动是在太极拳招式上又累加了新的元素，更需要习练者

图 11.1　太极球

精神的集中专一；通过球的运动轨迹和感觉反馈，可使练习者较快体会到太极拳形神合一、练意、练气的内涵。

作者把太极球的运动引入到太极拳姿势训练技术中来，是在太极拳演练的基本运动模式下，将太极球作为感觉与运动觉的输入工具，辅助完成和促进太极拳姿势的训练，强化太极拳姿势训练技术对脑卒中患者的康复疗效。在习练太极拳静态姿势控制或动态姿势演练过程中，顺势对太极球采取"扶""按""托""推""挤""送"等发力方式，属于太极拳姿势训练技术中"劲"的习练内容。

根据对脑卒中患者运动功能的康复需求，作者认为理想的训练用太极球应包括不同大小的球。大型太极球表面应是柔软的、有一定支持性的，主要用于站立位训练。小型球体应具备多种材质、不同质地感觉的表面，比如金属材质、橡胶材质、木质、皮质等，可用于手功能的强化训练。同一材质通过不同的装填物，比如水、沙子等，可以设定不同的质量；表面粗糙度也应有多种类型；智能化高的可以加入调节温度的功能，或是震动、电刺激反馈等功能，在太极

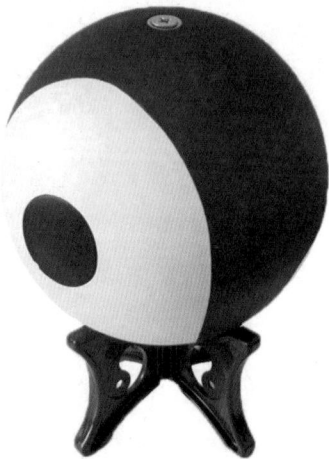

球姿势训练的同时来增加对患者的深浅感觉刺激。现代运动康复中我们常用的 Bobath 球，药球、篮球、排球等都可以拿来做简易太极球使用。

　　下面来讲解在太极拳姿势训练技术中如何使用太极球。我们还是从"起势"与"收势"说起。这两个基本动作在前面章节中已经反复讲解了传统套路姿势和各种变式、改良的训练方法，姿势的要领不再讲解，主要讲解太极球的运用。在习练"起势"站桩时，患病初期的患者下肢支持负重能力和上肢主动运动能力较差，可根据患者身高选择直径较大的球，借助球来辅助站立。患者双上肢平举，双手和前臂完全扶在球上，双下肢保持膝关节轻度屈曲。治疗师可以在患者前部顶住球，使其固定不动。利用球表面的弧度，可以使患者体会太极拳画圆的上肢运动特点，还可以有效抑制上肢的痉挛并辅助下肢负重，使完成"起势"站桩更加容易，姿势更加标准。坐位"起势"也可以增加太极球训练，在患者座位前放置小桌，桌上放置太极球，双手放在球上，在保持姿势的同时控制住球不移动。（参见第八章图 8.6）

　　太极拳中的"十字手"常常用于手与上肢功能的训练，在双手十字交叉时，其内侧放置一个直径大小合适的球，使双手保持向内抱的劲，将球按在胸前，做静态站桩的训练。"十字手"训练时我们要求患手在内，对于容易屈曲痉挛的手指，我们可以松解后将球放置在手掌上，这样在向内抱时由于球的压力可以抑制指关节的屈曲。初期选择质量轻的球，而后保持直径不变，逐渐增加球的质量和站桩的时间，在有效缓解痉挛的前提下增加肌肉耐力和力量的训练。（见图 11.2）

　　"左右穿梭"的第一个拆招"丁步抱球"，练习时可以让患者抱一个直径与篮球相当的太极球，要求手掌完全贴合球面。（见图 11.3）作者将这个拆招进行步法的改良。让患者在前的下肢反复前伸和后撤，前伸时足跟落地，保持足背屈，后撤时前脚掌落地，保持足跖屈，在后的下肢保持屈膝负重，双上肢始终保持抱球动作，"野马分鬃"也有"丁步抱球"的拆招，同样可以进行抱太极球的训练。运用太极球可以在患者完成这些动作时增强肩、肘空间位置的保持和运动感觉，通过逐渐增加太极球重量还可以加强患者的力量和耐力训练。

　　我们可以在患者平卧位、坐位和站立位时，单纯让患者练习抱球的动作，上手按住，下手托住，掌心相对，手掌完全贴合球面。这样无论患手在上还是在下，都可以通过球面抑制腕掌的痉挛，有效防止手指的屈曲。平卧位时如果患者肌力差可以将球放在胸上，双手仍然保持立位抱球的位置关系。可采用表面材质软硬适中、支持性好、质量轻的太极球，比如橡胶材质太极球。在掌

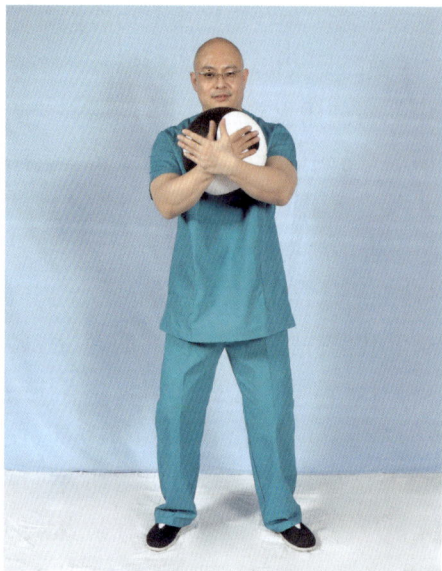

图 11.2a 双膝微屈站立,双手十字手交叉,患手在内,抱太极球贴在胸前

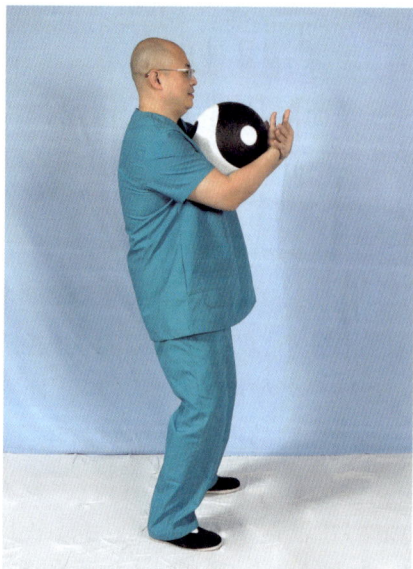

图 11.2b 十字手交叉抱太极球侧面图

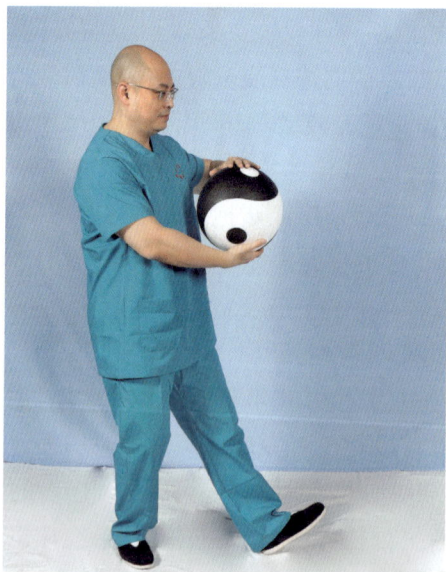

图 11.3 "左穿梭"之"丁步抱球",右下肢屈膝后坐,左下肢向左前方迈步,足跟着地,踝关节背屈,左手在上,右手在下,胸前抱太极球

握抱球的动作和感觉后,可以练习双手的上下位置转换。治疗师引导患者双掌心挤住球,腕关节做对向转动,要求在转换的过程中,手掌不能离开太极球表面。以左手在下、右手在上抱球为例,在太极球的转动过程中,左手始终保持手掌与球表面固定不动,右手以掌心为轴,围绕着双掌心相对形成的轴线贴球表面一直保持向一个方向转动,双上肢的腕关节、肘关节和肩关节跟随球的转动做联动,完成抱球双手上下位置的转换。这里要强调三点:①左手始终与球面固定不动,一直发生贴球转动的是右手;②在转动过程中始终保持双手在同一轴线上;③转动过程中,球在胸前的空间位置保持不变。(见图11.4)

　　转为右手在上、左手在下抱球时,则在下的右手保持与球表面固定不动,左手以掌心为轴,贴球表面持续向一个方向转动,直到完成右手在上、左手在下的转换。这个抱球动作的反复转换训练,对腕手功能的要求较高,长时间习练对上肢及手功能的恢复有重要意义。通过太极球训练可以增加手在运动中的本体感觉;双手"固定"在球上的翻转动作引导肘、肩的联动,是一个很好的闭链运动模式的练习。

　　还有一种向前或向后滚球的传统太极球练习。启动时左手在上、右手在

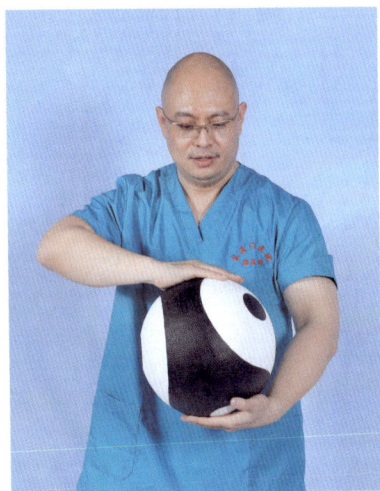

图 11.4a　左手在下、右手在上抱太极球

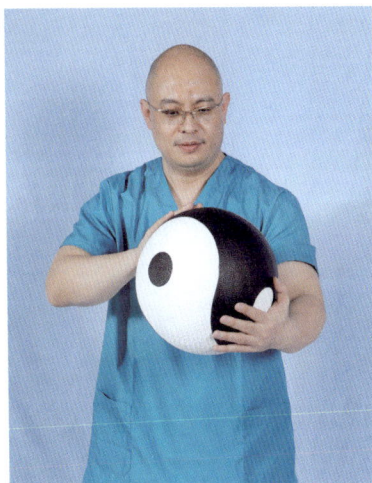

图 11.4b　左手手掌与球表面固定不动,右手以掌心为轴,贴球表面向前转动,同时发生右肩关节和肘关节下降,左肩关节和肘关节上抬的联动,呈斜向抱太极球,此时左手在左前,右手在右后

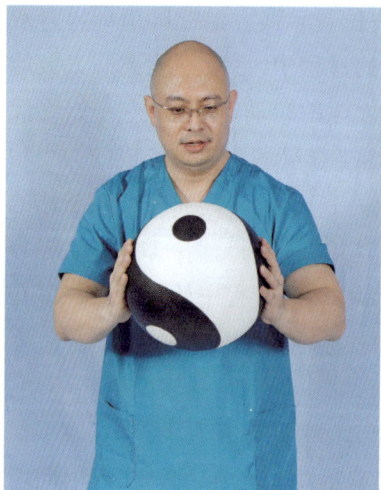

图 11.4c　左手与球表面保持固定不动,右手以掌心为轴,贴球表面继续向前转动,呈横向抱太极球,此时左手在左,右手在右,球在胸前的空间位置不变,双侧肩、肘关节发生联动

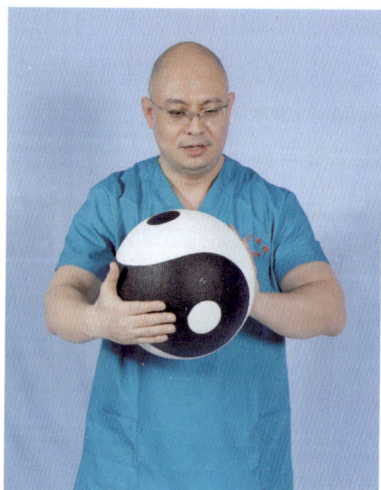

图 11.4d　左手掌与球表面保持固定不动,右手以掌心为轴,贴球表面继续保持原方向转动,呈斜向抱太极球,此时左手在左后,右手在右前,双侧肩、肘关节发生联动

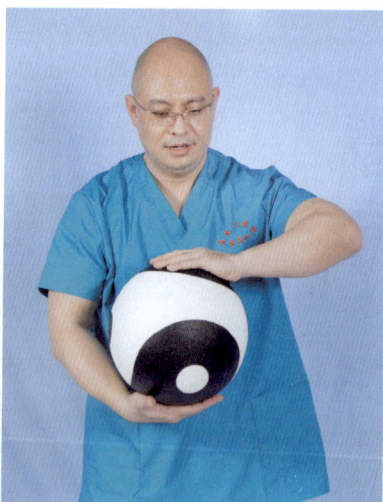

图 11.4e　左手掌与球表面保持固定不动,右手以掌心为轴,贴球表面继续按原方向转动,双侧肩、肘关节发生联动,呈右手在下,左手在上抱太极球

下抱球,此时在下的右手手背向上托球,开始转动后,左手按住球向后拉,右手托住球向前送,使太极拳发生向后的滚动,当双手达到球的水平中心位置

时,右手向后翻掌,改掌心贴球,按住球向后拉,左手向前翻掌,改手背贴球,托住球向前送,使球继续沿同一方向滚动。如此反复,使太极球一直向一个方向不停滚动。反向滚动则开始时在上的左手向前送,在下的右手向后拉。这样通过双手向前或向后交替翻掌,让太极球在双手间保持向前或向后滚动。(见图 11.5)这种滚球难度较大,对腕手灵活性要求很高,适合手功能恢复较好

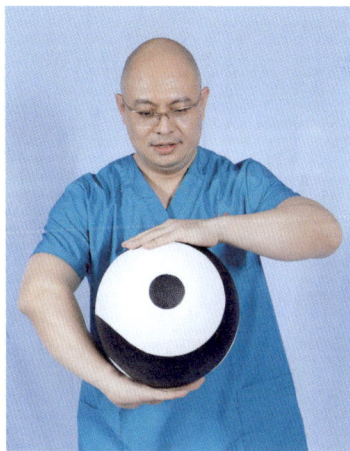

图 11.5a 左手在球上方,掌心接触球;右手在球下方,掌背接触球,开始滚动时,左手按住向后拉,右手托住向前送

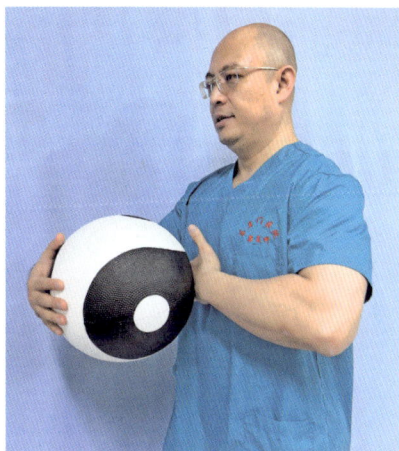

图 11.5b 双手达到球的水平中心位置时,右手向后翻掌,改掌心贴球,按住球向后拉,左手向前翻掌,改手背贴球,托住球向前送,使球继续沿同一方向滚动

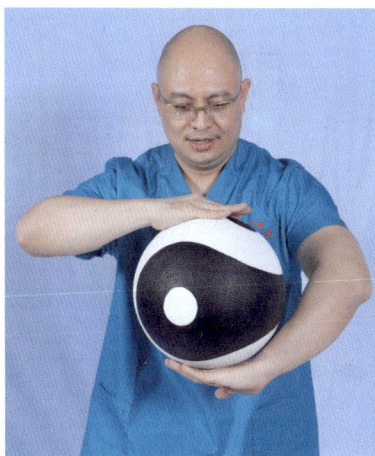

图 11.5c 太极拳继续向后滚动,右手在球上方,掌心接触球;左手在球下方,掌背接触球

的患者习练。

太极拳有很多招式中包含推、按的姿势,又有单掌和双掌之分,比如"搂膝拗步"的"弓步推掌"是单掌,而"揽雀尾"的"弓步按掌"是双掌。在患者练习这些动作熟练后,可以由治疗师双手持球,嘱患者推掌或按掌时直接推按在球上,治疗师给予一定的阻力。这样可以增加运动感觉的输入;同时患肢发力时手掌按在球面上,也能抑制患侧手指的屈曲痉挛。(见图 11.6、图 11.7)

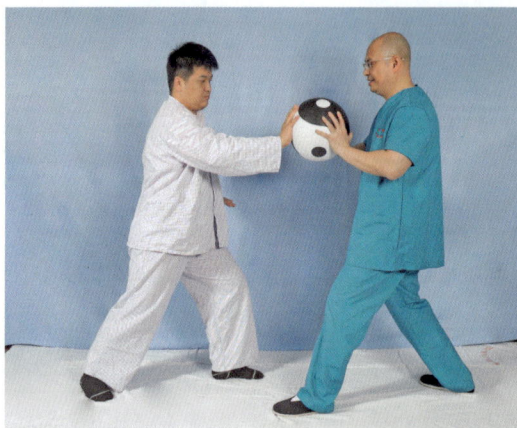

图 11.6 "搂膝拗步"的"弓步推掌",推掌的手按在
治疗师手持的太极球上

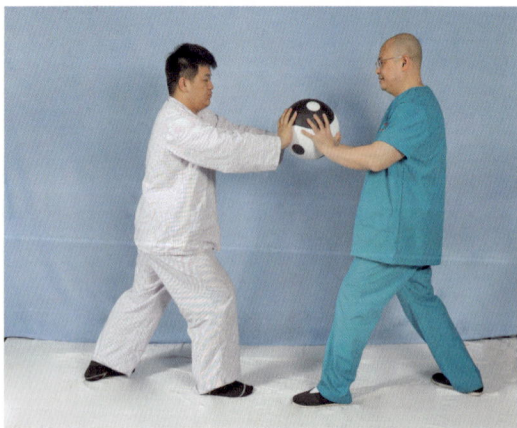

图 11.7 "揽雀尾"的"弓步按掌",双手推按在
治疗师手持的太极球上

　　对于运动功能恢复较好的患者,双掌推按的动作可以进一步演化成传球动作。比如"揽雀尾"的"弓步按掌",让患者双手持太极球,随着上步呈弓步,双上肢伸展,双手将球送出,传给对面的治疗师;下肢回撤时,在胸前或腰间水平接住治疗师回传的太极球。(见图11.8)应用太极球进行含有推、按等拆招姿势的训练,既可以加强手与上肢功能的康复,也能强化太极拳招式的发力感觉,体现太极拳姿势训练技术中"劲"的内涵。

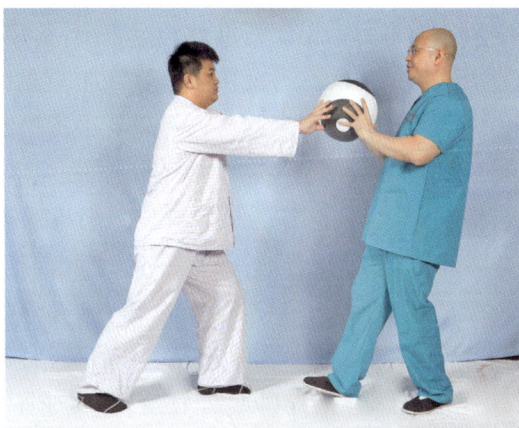

图 11.8a　上步弓步时传球给对面的治疗师

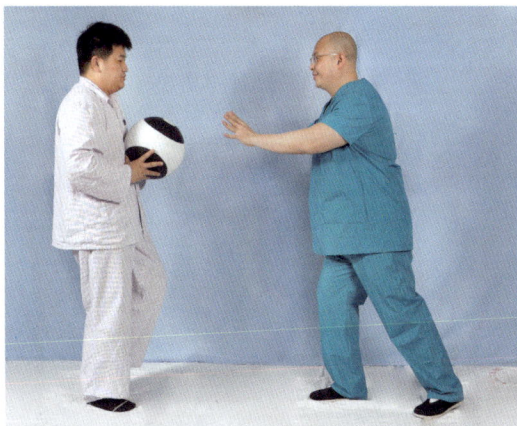

图 11.8b　下肢回撤时在胸前接住治疗师回传的球

　　这些推、按的拆招姿势结合太极球还可以衍生出类似"太极推手"的训练,可以称之为"太极球推手"。

　　先举例坐立位"太极球推手"。患者和治疗师在 OT（作业训练）桌的两侧相对而坐，桌子中间放置太极球，患者将患手搭在太极球的一侧，掌心贴紧球面不动，手腕尽量保持背屈，肘关节屈曲；治疗师一手搭在球的上面扶稳球，掌心贴紧球面不动。患者背部挺直，向前推球时上身保持不动，手臂伸展使球向前滚动；治疗师控制球的运动轨迹保持直线，同步后撤，通过太极球给患者施加一定的阻力。患者肘关节伸直后，手随着球的滚动恰好停留在球的上面。此时治疗师发力向前推球，患者撤肘后退，掌心仍然保持贴紧球面不动，同样通过太极球给治疗师施加阻力。在反复推球的过程中，治疗师应感知患者力的大小，给予适度的反作用力，以不诱发联带运动为宜。（见图 11.9）患者如果手指痉挛重，或腕关节背屈困难，治疗师可以将患者手指松解后按在球上，全程施加压力保持掌心贴紧球面，抑制患者手指痉挛。（见图 11.10）

　　站立位"太极球推手"，以左脚作为后脚举例。患者双脚前后站立，重心后坐，左腿屈膝；右腿伸直，右足跟着地，踝背屈；双手胸前抱球，肘关节屈曲，双掌心斜向前。治疗师相对而站，右脚在前，右腿弓步负重，左脚在后蹬直，双手搭在太极球上，双掌心斜向前。之后患者重心前移，右腿变为弓步负重，左腿就势蹬直，双手向前推球；治疗师顺势后坐，左腿屈膝，右腿伸直，足跟着地，肘关节后撤，双手按住太极球施加阻力。治疗师与患者双脚的位置不变，利用重心的前移、后坐，肘关节的伸直、屈曲，双手按住太极球反复推手。（见图 11.11）

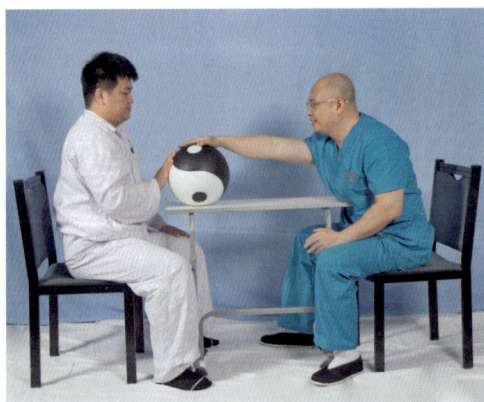

图 11.9a　患者和治疗师相对而坐，背部挺直，向前推球时上身保持不动；治疗师的手放在球上控制运动轨迹同步后撤，通过太极球给患者施加一定的阻力

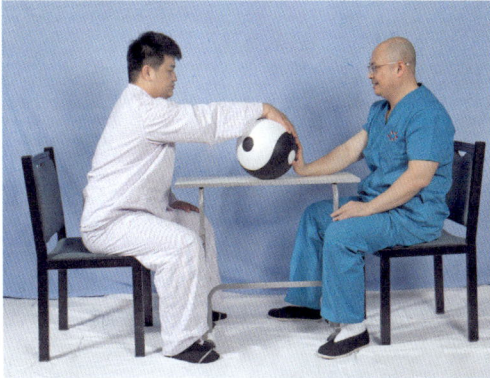

图 11.9b 患者和治疗师相对而坐,治疗师发力向前推球;患者撤肘后退,同样通过太极球给治疗师施加阻力

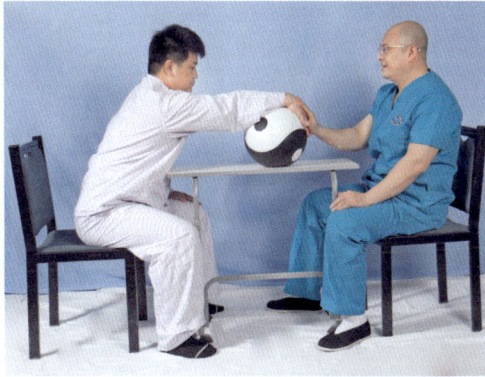

图 11.10a 治疗师将患者手指按在球上,全程施加压力保持掌心贴紧球面;患者向前推球

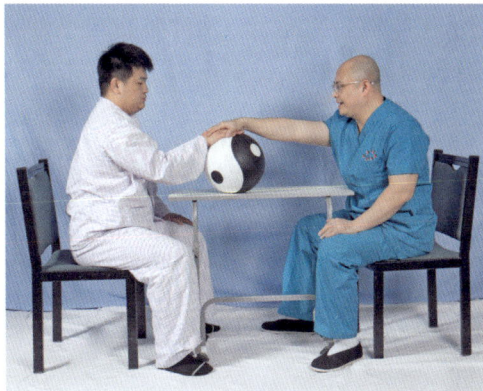

图 11.10b 治疗师全程施加压力保持患者掌心贴紧球面,发力向前推球;患者撤肘后退

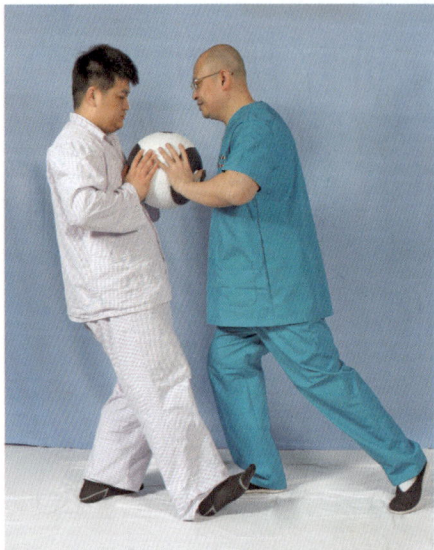

图 11.11a　患者左腿屈膝，重心后坐，右腿伸直，右足跟着地，双手胸前抱球，肘关节屈曲，双掌心斜向前；治疗师相对而站，右腿弓步负重，左脚在后蹬直，双手搭在太极球上，双掌心斜向前

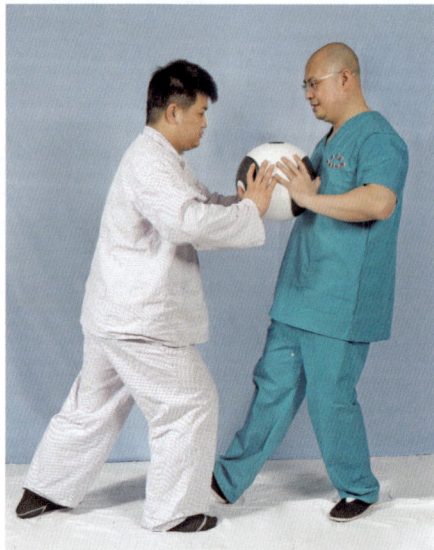

图 11.11b　患者重心前移，右腿变为弓步负重，左腿就势蹬直，双手向前推球；治疗师顺势后坐，左腿屈膝，右腿伸直，足跟着地，肘关节后撤，双手按住太极球施加阻力

　　患者上肢痉挛状态较重时，治疗师可以将双手按在患者双手上辅助固定，使患者的手贴紧球面，在训练中可以更好得起到控制姿势的作用。(见图 11.12)这种利用太极球的推手训练，通过手与球的紧密接触，增加了本体感觉的输入，同时抑制了手指的屈肌痉挛。治疗师在与患者的互动训练中，通过太极球感知和控制患者的运动轨迹，抑制患者上肢联带运动模式，适度的抗阻更能提高训练效果。

　　在利用太极球进行太极拳姿势训练时，还可以利用不同球面材质的质感，甚或不同温度，来促进患者感觉系统的恢复，进而增强中枢对外周神经的控制和调节作用。太极拳招式结合太极球的训练还有很多形式，大家可以在脑卒中康复的应用中不断挖掘和创新训练方法。

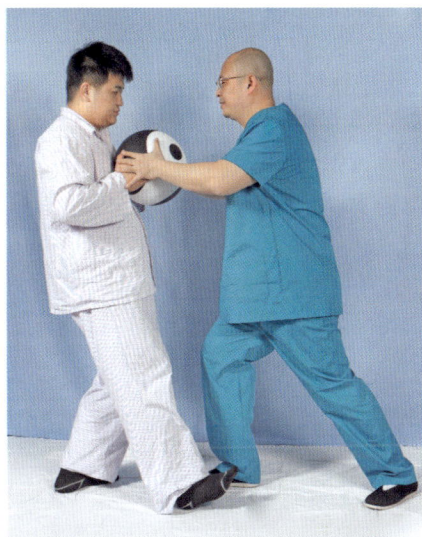

图 11.12a　治疗师双手按在患者双手上辅助固定,使患者的手贴紧球面,引导患者后撤

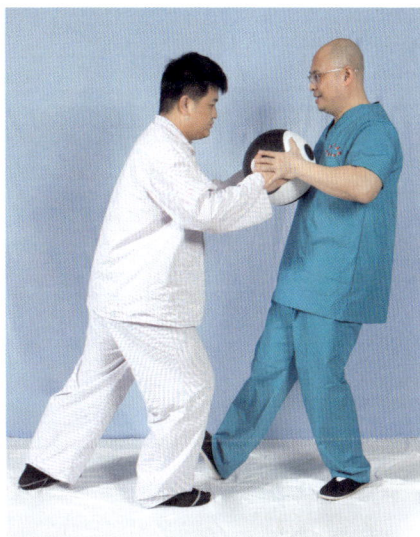

图 11.12b　治疗师双手按在患者双手上辅助固定,使患者的手贴紧球面,引导患者前推

第十二章

太极拳姿势训练技术与本体感觉神经肌肉促进技术

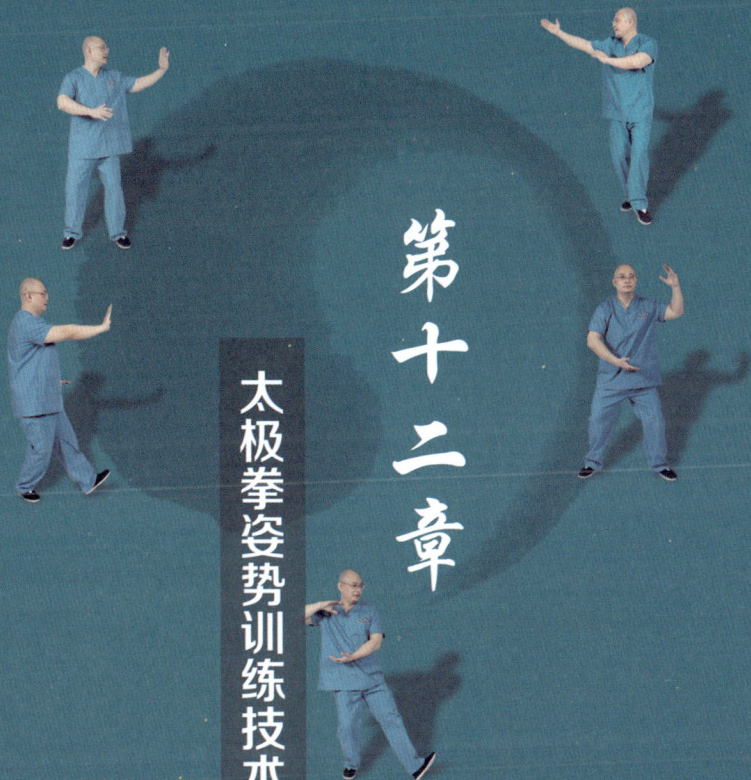

太极拳姿势训练技术（TPT）的很多姿势训练方法与本体感觉神经肌肉促进技术（PNF）有共通之处，本章节我们来做一些分析和讨论。为了说清楚这两种技术之间的联系，我们先要了解一下 PNF。PNF 是 20 世纪 40 年代由 Herman Kabat 医生首创，PNF 技术主要是应用本体感觉刺激促进肌肉收缩，增强肌力、扩大关节活动范围，增加功能活动的方法。PNF 以各种运动模式或姿势作为载体，通过有针对性的口令或手法刺激患者，促进患者学习和掌握正确的运动功能。其训练的程序：等长收缩—放松—静态伸展。螺旋形、对角线型的运动模式是其技术的基本特征。

PNF 的基本程序首先提出的就是阻力因素，通过增加阻力来增加肌肉反应的强度和范围，起到强化和扩散的作用；通过主缩肌和拮抗肌间的交互收缩、放松，促进肌力的平衡与协调。关键技术为：徒手施加阻力，刺激本体感受器，肌肉牵拉，外感受器辅助和要求患者配合。强调提高患者的潜能，利用现有正常的能力来带动，易化较弱的能力，促进其能力的提高。此技术遵循从头到脚、从近端到远端的运动发育理论。

在 TPT 中，我们同样强调主缩肌和拮抗肌的共同训练，这也是太极拳招式的特点。其上肢画弧的运动轨迹要求主缩肌和拮抗肌共同参与，同样下肢的屈膝保持也要求前后肌群的共同参与。TPT 的姿势演练既是训练方法，同时也是训练目标。在静态姿势保持训练"桩功"或动态姿势演练中，我们要求治疗师参与抗阻训练，同样强调阻力因素在运动康复中的重要性。更为有意义的是 TPT 要求的"蓄势待发"，要表现出传统太极拳的"内劲"，更是强调等长收缩并增加耐力训练。在治疗师参与的辅助姿势训练和抗阻训练中，尤其注重手、腕等远端感受器的刺激诱发和空间反馈。并通过传统太极拳特殊的招式发挥导引作用，建立外周 - 中枢 - 外周的促通模式。

PNF 强调手法接触，TPT 与其要求一致。在具体的 TPT 康复过程中，尤其是手功能和一些高级皮层反射的诱发训练中，通过治疗师施加在肢体远端的压力和阻力，强调远端对中枢的反馈刺激和感觉统合。PNF 中强调视觉训练，在 TPT 训练中，我们时刻强调"眼随手动"的视觉追随。PNF 强调体位和身体力学，TPT 中的姿势演练中更能体现这一原则。

下面我们从 PNF 的基本程序来进行比较和分析。对角运动是 PNF 基本的运动形式之一，运动的模式是肢体进行全范围运动时人体远端部分，比如手或足划出的轨迹。头和颈部的运动轨迹是通过鼻子、头顶等画出的，上部躯干通过肩峰，下部躯干通过髋关节。以发生在近端关节运动来命名模式，例如上肢对角线包括肩关节的屈曲、内收、外旋和拮抗模式伸展、外展和内旋,这两个互为拮抗模式形成了一个对角线。肩胛和骨盆模式有两种对角运动,向前上提 - 向后下压和向后上提 - 向前下压。肩胛和骨盆的锻炼对治疗颈、躯干和下肢是十分重要的,肩胛肌控制或影响颈椎和胸椎的功能,上肢的功能既需要肩胛骨的运动,也需要它的稳定;骨盆的运动和稳定对于保持躯干和下肢良好的功能也是必不可少的。

PNF 在肩胛的练习中,通过单独锻炼肩胛的稳定性,加强训练躯干肌肉,使用强调顺序和抗阻促进的方法来训练功能性活动,如翻身。PNF 肩胛的练习方式能促进颈椎运动和稳定,促进上臂的运动和稳定(肩胛与上臂相互加强),通过扩散训练间接治疗下部躯干。PNF 在对骨盆的练习中,通过锻炼骨盆的运动和稳定,进而促进躯干运动和稳定,促进腿的运动和稳定。

PNF 认为肩胛模式在上肢模式中被激活,所以将上肢运动模式与肩胛模式整合在一起。这与 TPT 上肢画弧的运动模式相近似。太极拳强调在招式演练中沉肩坠肘,就是注意了肩胛与上肢的同步控制。纵观传统太极拳的套路,我们可以说太极拳的招式将对角线的运动模式发挥到了极致。

我们通过对 PNF 与 TPT 运动模式和康复原理的分析,不难发现,二者在很多方面有相似之处,但又有各自鲜明的特点。TPT 更强调动作的舒缓、流畅,其优美的招式需要全身肌肉、关节的完美配合,呼吸系统也要同步进行协调运动,是更高层次的运动能力的体现。太极拳本身也是导引术的一种,更注重主动意识控制的强化。太极拳的每一个动作都是在"意识指导下"完成的,人体在精神高度集中时可以排除杂念,利于中枢神经系统功能得到最佳调节。TPT 还有蓄势待发的内劲功法,这种功法的表现形式是主动意识控制的体现。TPT "式"与"劲"的内涵也体现了多元化康复的特点。

接下来,我们针对 PNF 的一些具体训练形式,与 TPT 进行比较和分析。本章节中有关 PNF 技术的具体姿势相关内容参考了《实用 PNF 治疗》第二版,Susan S.Adler,Dominiek Beckers,Math Buck 主编,刘钦刚主译,云南科学技术出版社出版,这里再次感谢这本书的作者和主译人员。

首先说说肩胛和骨盆的对称 - 交互训练。这是肩胛和骨盆在相同的对角线上以相反方向运动,治疗师施加用力方向与对角线方向平行。(见图 12.1、图 12.2)

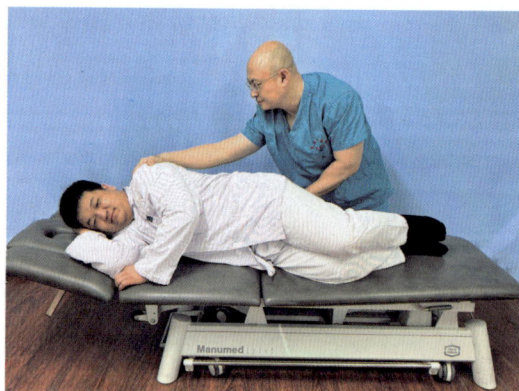

图 12.1 肩胛向前上提、骨盆向后下压

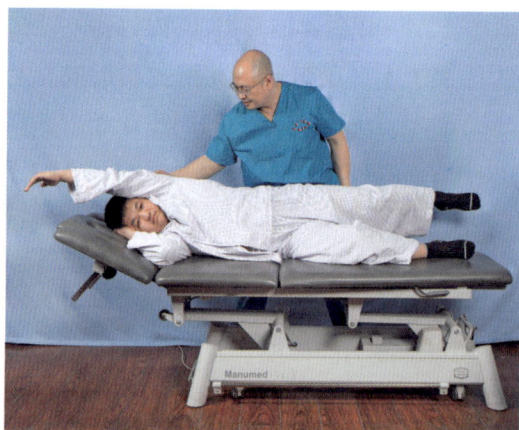

图 12.2 躯干伸展伴旋转,肩胛、骨盆与肢体运动的
对称性交互组合

"搂膝拗步"的拆招"弓步搂推":后手向前推掌时,即是肩胛的向前上提;后腿向后蹬直,即是骨盆的向后下压。(见图 12.3 ;"弓步搂推"站立位动作见第六章图 6.13)对应 PNF:躯干伸展,肩胛向前上提、骨盆向后下压与肢体运动对称组合。

"云手"开始的拆招"转体侧抱":右腿呈侧弓步,左腿蹬直,身体右转,左手由左下向右上画弧,左侧肩上提、骨盆伸展,躯干旋转,表现为左侧肩胛和骨盆的同时伸展。("转体侧抱"见第三章图 3.1)对应 PNF:肩胛向前上提 - 骨盆向后下压。

PNF 对称 - 交互训练的另一种表现形式,是肩胛向后下压运动,骨盆向前上提。(见图 12.4)这种对称 - 交互训练表现为肩胛和骨盆的同时屈曲。

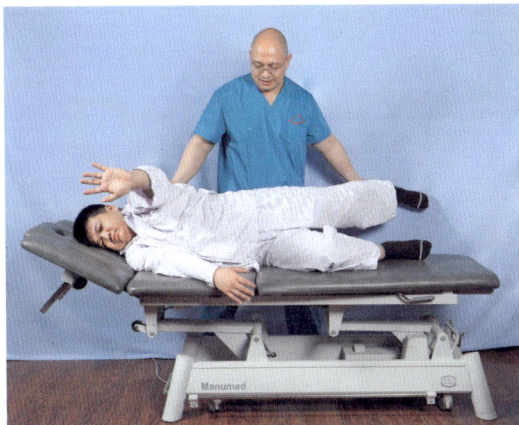

图 12.3 "弓步搂推"床上侧身训练,右侧卧位,右膝
屈膝,左腿向后伸直,左手向前推掌,肘关节伸直,右
上肢放于床上向前下伸直,手掌伸展

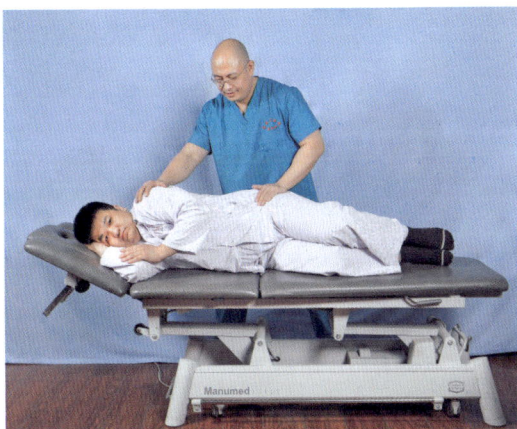

图 12.4 肩胛向后下压运动,骨盆向前上提运动

改良后的"云手"姿势的拆招:"左弓步云手",左手画弧经胸前翻掌侧向
外推,左腿侧弓步负重,躯干向左侧旋转。此时左手肩胛表现为向后下压,骨
盆向前上提。(改良后"云手"见第三章图 3.7a)对应 PNF:肩胛后压 - 骨盆前
提。改良后"云手"侧卧位床上练习时这种运动模式更明显。(见图 12.5)

PNF 中的不对称训练动作:骨盆的向前上提 - 向后下压与肩胛的向前下
压 - 向后上提运动。在这种组合运动中,肩胛和骨盆的运动对角线相反、对角
线不平行。(见图 12.6)

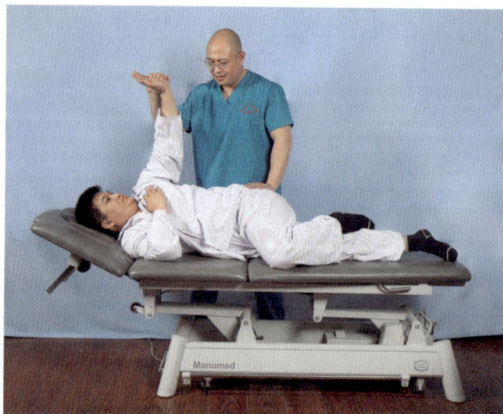

图 12.5　床上右侧卧位"云手",右下肢伸直,右上肢屈肘抱于胸前,左侧肢体下肢屈曲,左手画弧翻掌向外推

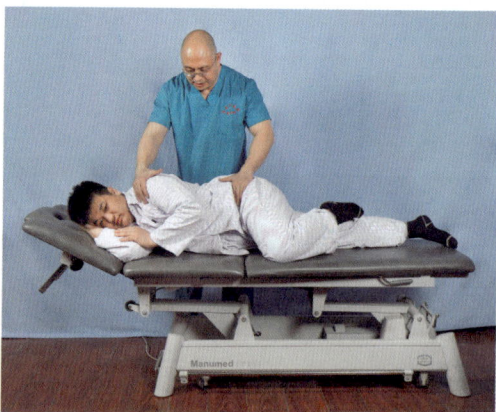

图 12.6a　不对称躯干屈曲,肩胛向前下压、骨盆向前上提

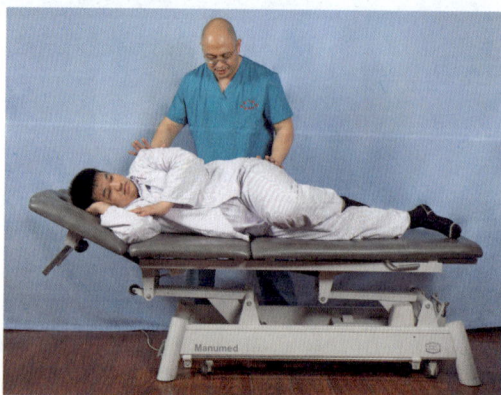

图 12.6b　不对称躯干屈曲,肩胛向后上提、骨盆向后下压

　　仍然是"左搂膝拗步"拆招中"弓步搂推"的姿势:左手画弧搂膝下压,左下肢呈弓步负重。左侧肢体的肩胛和骨盆做向前模式运动时,两者相互靠近使这一侧躯干充分屈曲。(参见第六章图 6.13)对应 PNF:肩胛向前下压,骨盆向前上提。这种运动模式使骨盆和下肢相互促进和加强。同时,右手向前推掌、右腿向后蹬直又是肩胛向前上提、骨盆下压的对称交互模式。"弓步搂推"一个姿势同时具有对称和不对称两种运动模式,骨盆下压模式和下肢负重一起工作并促进腿的负重,骨盆上提模式和腿的迈步一起运动并促进迈步或抬腿运动,对脑卒中患者的步态训练具有重要意义。且改良后可以在卧床期进行左右侧卧位的分解训练。(见图 12.7)

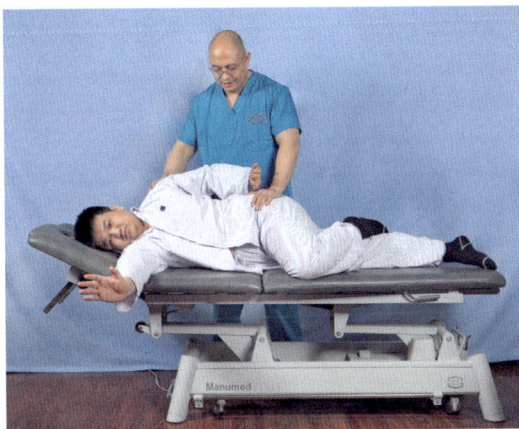

图 12.7　右侧卧位,右上肢伸展,肩关节屈曲 90°,右下肢伸直,左下肢屈膝,左手向下画弧经过左膝至左胯旁

　　太极拳中"单鞭"的动作则更为典型。"单鞭"的最后一个拆招"弓步推掌",左上肢向前推掌,左下肢弓步负重,双目视左掌。对应 PNF:肩胛向前下压,骨盆向前上提。右上肢保持向右后方外展、平举的姿势,右手呈勾手与耳齐平,高于肩,右下肢蹬直。对应 PNF:肩胛向后上提,骨盆向后下压。"单鞭"的肢体姿势同时具备了这两种不对称的训练动作。(见图 12.8)

　　我们再重点谈谈 PNF 上肢运动模式,它用于治疗因神经问题、肌肉障碍以及关节活动受限引起的功能障碍。上肢有两个对角线:①屈曲 - 外展 - 外旋和伸展 - 内收 - 内旋;②屈曲 - 内收 - 外旋和伸展 - 外展 - 内旋。

　　(1)屈曲 - 外展 - 外旋伴肘关节屈曲,肩胛向后上提:肩关节屈曲、外展、外

旋；肘关节屈曲；前臂旋后；腕关节桡侧伸；手指伸展，桡侧偏；拇指伸展，外展。（见图 12.9）

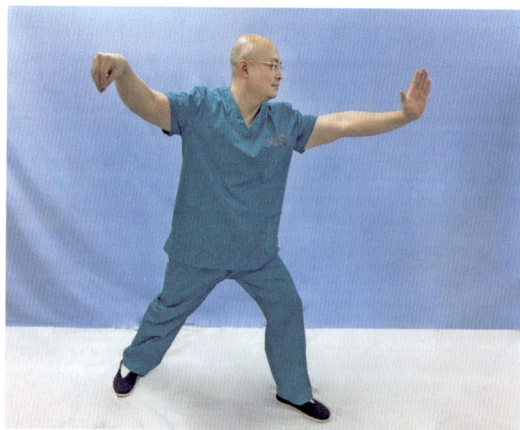

图 12.8 "单鞭"的"弓步推掌"，左上肢向前推掌，肘部微屈，双目视左手，左下肢弓步负重；右上肢保持向右后方外展、平举的姿势，右手呈勾手，与耳齐平，高于肩，右下肢蹬直

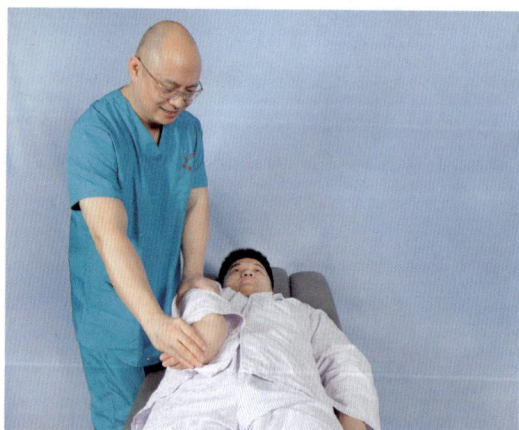

图 12.9a 启动位置，肩关节伸展 - 内收 - 内旋；肘关节伸展

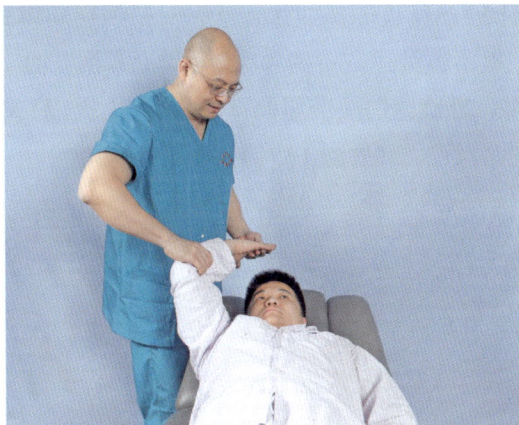

图 12.9b　肩关节屈曲 - 外展 - 外旋；肘关节屈曲

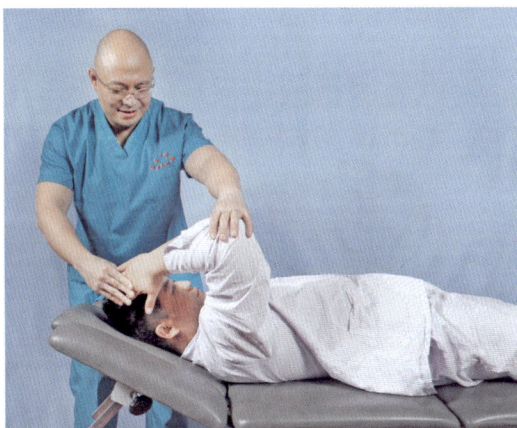

图 12.9c　要求患者在屈曲 - 外展 - 外旋伴肘关节
屈曲时，触摸自己的头

　　TPT "白鹤亮翅" 的右上肢动作演化：右上肢从 "跟步抱球" 肩关节的伸展、内收、内旋，肘关节屈曲开始，右手向外上画弧经过 "交替步" 完成 "虚步亮掌"，右上肢肩关节外展、外旋，肘关节微屈，手掌立起，手指伸展，拇指伸展，外展。（"白鹤亮翅" 见第八章图 8.8、图 8.9）这个动作强调的是肩关节上举（屈曲）的同时外展、外旋，肘关节屈曲，完成了一个肩关节的旋转动作。对应 PNF：上肢的屈曲 - 外展 - 外旋伴肘关节屈曲。同样我们可以早期对脑卒中患者进行平卧位 "白鹤亮翅" 的分解训练。（平卧位 "白鹤亮翅" 见第八章图 8.10、图 8.11）

"倒卷肱"的上肢动作也同样能体现这一对角线运动模式,大家可以复习"倒卷肱"章节,这里不再赘述。("倒卷肱"见第七章图7.4)

(2)屈曲 - 内收 - 外旋伴肘关节屈曲:肩胛向前上提;肩关节屈曲、内收、外旋;肘关节屈曲;前臂旋后。(见图12.10)

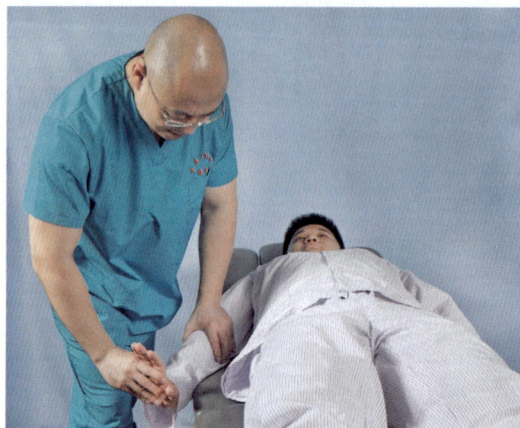

图12.10a　启动位置,肩关节伸展 - 外展 - 外旋;肘关节伸展

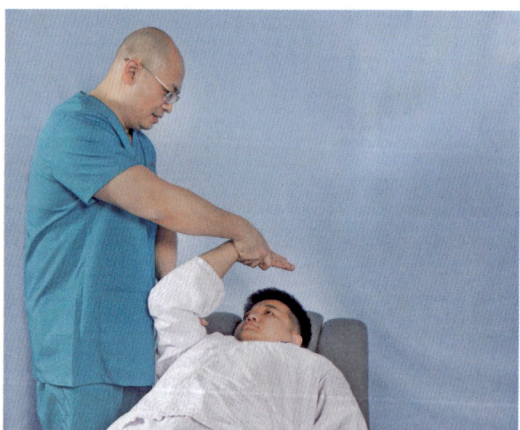

图12.10b　肩关节屈曲 - 内收 - 外旋;肘关节屈曲

"云手"的上肢动作:由外向内画弧,再向外推掌,蕴含了肩关节屈曲 - 内收 - 外旋伴肘关节屈曲的运动模式。("云手"见第三章3.7;平卧位及侧卧位"云手"见第九章图9.2—图9.5)

PNF还有上肢的双臂模式,包括双侧对称,如屈曲 - 外展 - 外旋;双侧不

对称,如右臂屈曲 - 外展 - 外旋,左臂屈曲 - 内收 - 外旋;双侧对称性交互作用,如右臂屈曲 - 外展 - 外旋,左臂伸展 - 内收 - 内旋;双侧不对称交互作用,如右臂伸展 - 内收 - 内旋,左臂屈曲 - 内收 - 外旋。我们就其中一些动作模式举例讲解。

比如双侧对称模式的屈曲 - 外展。(见图 12.11)

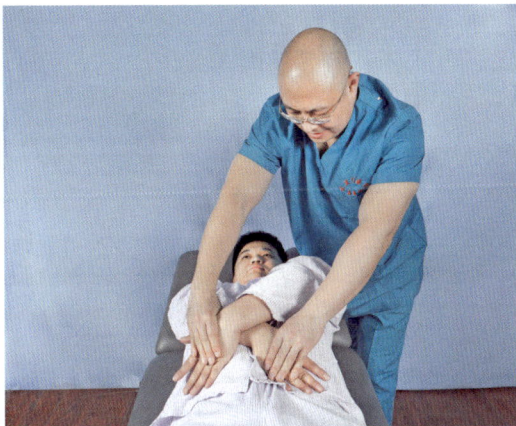

图 12.11a 启动位置,双肩关节伸展 - 内收

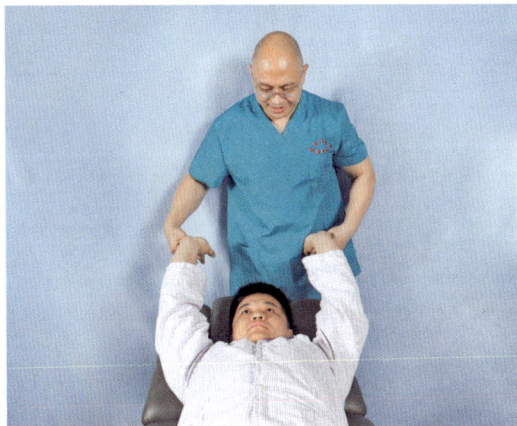

图 12.11b 双肩关节屈曲 - 外展

通过上图,我们很自然会联想起 TPT 中"起势"与"收势"的姿势训练。但床上训练时,我们不会向上过伸肩关节。(标准"起势"与"收势"训练见第二章图 2.1—图 2.5;平卧位"起势"与"收势"训练见第八章图 8.1、图 8.2)

"十字手"也与此姿势类似。（平卧位"十字手"训练见图 9.17）

又如 PNF 双侧不对称模式，左臂屈曲 - 外展，右臂屈曲 - 内收（见图 12.12）

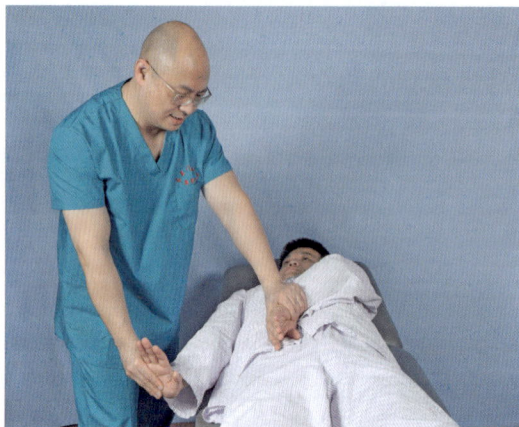

图 12.12a　启动位置，左臂伸展 - 内收，右臂伸展 - 外展

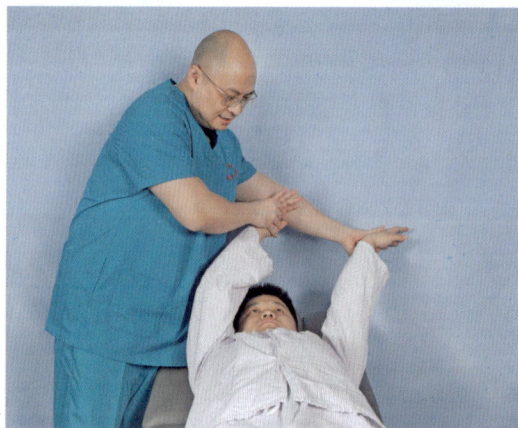

图 12.12b　左臂屈曲 - 外展，右臂屈曲 - 内收

"搂膝拗步"中"左右侧抱"的拆招训练中就体现了这种双侧不对称模式。"搂膝拗步"姿势对运动轨迹的要求更高，并注重同步骨盆躯干的旋转。（标准"左右侧抱"见第六章图 6.1、图 6.2；平卧位"左右侧抱"见第六章图 6.3、图 6.4、图 6.5）

PNF 双侧不对称的交互模式，右臂伸展 - 内收和左臂屈伸 - 内收。（见图 12.13）

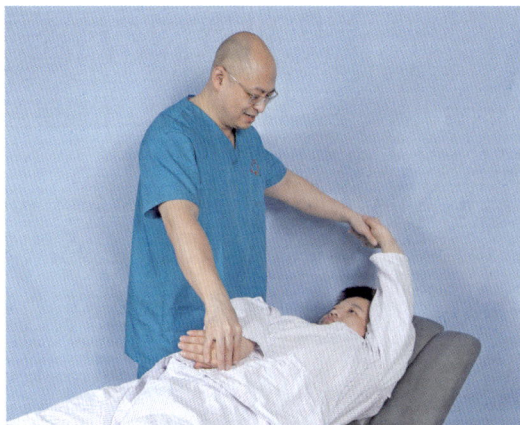

图 12.13　右臂伸展 - 内收和左臂屈伸 - 内收

　　TPT 中 "左野马分鬃" 拆招 "弓步分掌" 的上肢动作，与这种运动模式非常相似，右臂向后按掌，指尖向前，此时右侧肩关节没有内收，但发生了内旋，左臂分掌向上膨出。("弓步分掌" 见第四章图 4.3) 近似对应 PNF：右臂伸展 - 内收和左臂屈伸 - 内收，也表现为双侧不对称的交互模式。"野马分鬃" 练习时我们要求左臂伸展肘部微屈，保持向外膨的力道。

　　接下来我们简单说说 PNF 下肢的运动模式。下肢主要有两个对角线运动：①屈曲 - 外展 - 内旋和伸展 - 内收 - 外旋；②屈曲 - 内收 - 外旋和伸展 - 外展 - 内旋。

　　在第一个 PNF 对角线下肢运动模式中，先来讲屈曲 - 外展 - 内旋：髋关节屈曲、外展、内旋；膝关节伸展；踝关节背屈、外翻；脚趾伸展、向内侧偏。(见图 12.14)

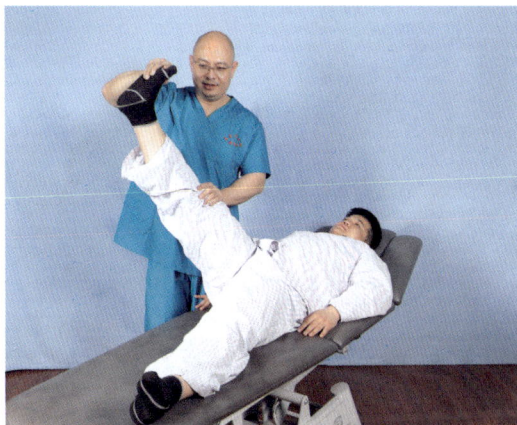

图 12.14　髋关节屈曲 - 外展 - 内旋

以 TPT 中"右野马分鬃"举例，它的另一个拆招"虚步抱球"的下肢动作：上身向右微转，左腿屈膝负重，右脚向右前迈步，足跟着地。（"虚步抱球"见第四章图 4.7）此时右下肢的姿势对应 PNF：髋关节屈曲 - 外展 - 内旋；膝关节伸展；踝关节背屈；脚趾伸展。

再来讲 PNF 髋关节伸展 - 内收 - 外旋：髋关节伸展、内收、外旋；膝关节伸展；踝关节跖屈、内翻；脚趾屈曲，内侧偏。（见图 12.15）

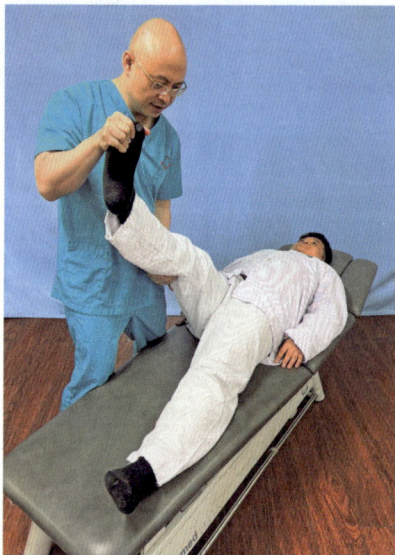

图 12.15a　启动位置，髋关节屈曲 - 外展 - 外旋；
膝关节伸展；踝关节背屈、内翻；脚趾伸展

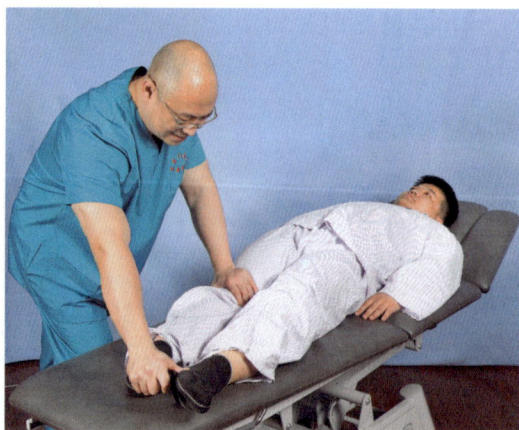

图 12.15b　髋关节伸展 - 内收 - 外旋；膝关节伸展；
踝关节跖屈、内翻；脚趾屈曲，内侧偏

　　这一运动模式与 TPT 中改良的床上"起势"和"收势"下肢动作相似,下肢完成髋关节的屈髋、内收,外旋收回双腿并拢,膝关节在屈髋的同时屈曲,而后伸展。(标准"收势"见第二章图 2.4、图 2.5;平卧位"收势"下肢姿势见第二章图 2.17、图 2.18)在实际练习中,考虑到脑卒中患者的跖屈、内翻功能障碍,我们会要求患者并拢下肢时仍然保持足背屈或全足着地,后期功能恢复较好后才要求前脚掌着地,加强跖屈能力。

　　第二个 PNF 对角线下肢运动模式,先来讲屈曲 - 内收 - 外旋,它分别伴随膝关节屈曲或膝关节伸展。

　　屈曲 - 内收 - 外旋伴膝关节屈曲:髋关节屈曲、内收、外旋;膝关节屈曲;踝关节背屈、内翻;脚趾伸展、内侧偏。(见图 12.16)

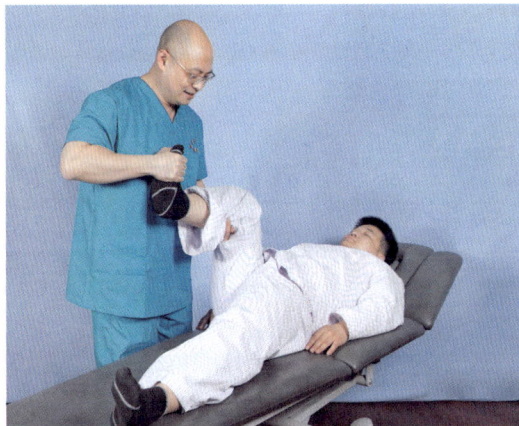

图 12.16　屈曲 - 内收 - 外旋伴膝关节屈曲

　　这一下肢的运动模式比较简单,类似于弓步的表现形式,在 TPT 中很多动态与静态的下肢姿势训练都有涉及。比如"野马分鬃""左右穿梭""揽雀尾"的弓步前腿姿势都属于这一运动形式。("野马分鬃"见第四章图 4.3、图 4.8;"左右穿梭"第五章图 5.6;"揽雀尾"第十章图 10.5)

　　屈曲 - 内收 - 外旋伴膝关节伸展:髋关节屈曲、内收、外旋;膝关节伸展;踝关节背屈、内翻;脚趾伸展、外侧偏。(见图 12.17)

　　这一下肢的对角线动作在 TPT 中也很常见,如太极拳有重心后撤回坐的姿势,后腿屈膝负重,此时前腿伸直,足跟着地呈虚步。对应 PNF:膝关节伸展,足背屈,髋关节屈曲、内收、外旋。比如"野马分鬃"拆招"重心后坐"的前腿就是这一动作的表现形式。("重心后坐"见第四章图 4.4)另外"搂膝拗步"

的"虚步拦掌"拆招的前腿姿势也能体现这一运动模式。("虚步拦掌"见第六章图 6.12)

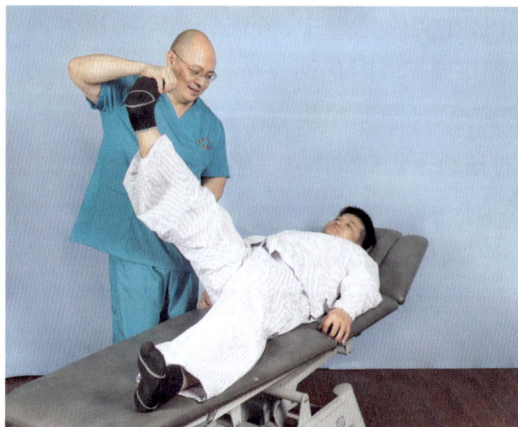

图 12.17　屈曲 - 内收 - 外旋伴膝关节伸展

　　最后来说说 PNF 中下肢的伸展 - 外展 - 内旋伴膝关节伸展的运动模式：髋关节伸展、外展、内旋；膝关节伸展；踝关节跖屈、外翻；脚趾屈曲、外侧偏。(见图 12.18)

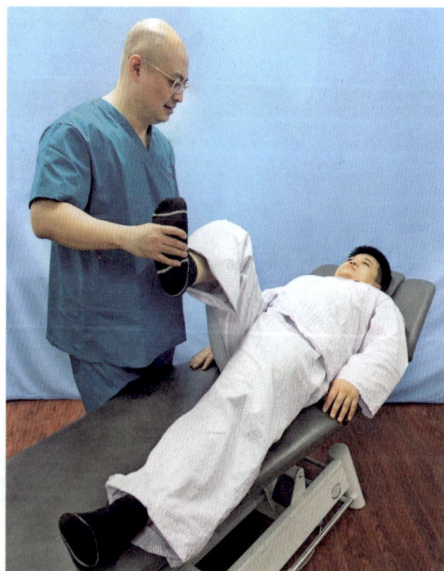

图 12.18a　启动位置,屈曲 - 内收 - 外旋伴膝
关节屈曲

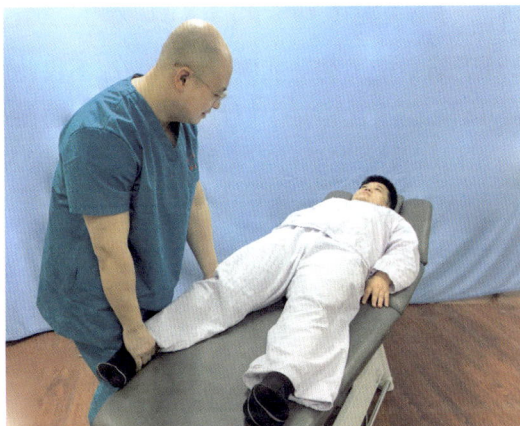

图 12.18b　伸展 - 外展 - 内旋伴膝关节伸展

　　从图中不难发现，TPT 的很多招式中下肢由屈曲支撑向后蹬动作转化的过程都是这一运动模式，尤其是弓步前推时的后腿姿势。比如"野马分鬃"拆招中的"弓步分掌"，"左右穿梭"拆招中的"弓步架推"，"搂膝拗步"拆招中的"弓步搂推"等。（"弓步分掌"见第四章图 4.3、图 4.8；"弓步架推"见第五章图 5.6；"弓步搂推"见第六章图 6.13）这些招式要求后腿由髋关节屈曲、膝关节屈曲转为髋关节伸展、膝关节伸展，蹬直发力，后脚蹬地呈跖屈、外翻。太极拳的后腿并不是与前腿方向平行，而是往往呈一定角度的，这使得髋关节呈伸展、外展；脚趾呈屈曲、外侧偏的状态。TPT 中我们将踝关节的跖屈动作改良为背屈动作，要求全脚掌着地，抑制了下肢痉挛状态的跖屈内翻。只有当痉挛状态得到缓解且背屈完成较好时，我们才会加入跖屈训练，而且强调两者交替练习。

　　作者选取了 PNF 技术中主要的运动功能训练模式，与 TPT 进行了相关的分析和研究，发现二者的一些康复理论和训练方法近似。相较于 PNF，TPT 的招式更加精妙，每一个招式都是四肢和躯干共同参与，一个招式同时包含 PNF 中的多种运动模式，比如一侧肢体的交互对称和另一侧肢体的交互不对称形式同时出现，或多个对角线运动形式的同时出现。TPT 基于太极拳的招式演化，对人体运动功能的康复更加全面。太极拳的起源虽然众说纷纭，但多则上千年，少则也有四百年的历史，其流派众多，但基本招式早已定型。而 PNF 技术的形成只是近几十年的事，孰先孰后不言而喻。通过与现代康复技术的分析，更能体现传统太极拳功法的博大精深！我们只是利用现代康复理论对这两种技术进行了分析，了解它们的共通之处，应用现代康复理论探索 TPT 的理论基础和疗效机制。

　　当然，太极拳对于脑卒中运动功能康复的机制绝不仅此而已，作为一种重要的传统功法和导引术，还蕴含着对中枢神经系统恢复的促进作用，其具体的机制尚需我们借助现代科技和多学科交叉的方法不断地深入研究。太极拳姿势训练技术作为传统太极拳应用于脑卒中康复的一种表现形式，不要求我们掌握太极拳招式的标准演练，但要深刻理解太极拳的功法内涵和其招式的特殊运动轨迹。在脑卒中患者的康复过程中，康复医师和治疗师可以根据患者运动功能障碍的关键点，灵活多变地为患者设计改良后的太极拳训练姿势，使太极拳姿势训练技术能够成为一项有效且有趣的康复方法。

［1］ Feigin V L, Forouzanfar M H, Krishnamurthi R, et al. Global and regional burden of stroke during 1990—2010: findings from the Global Burden of Disease Study 2010 [J]. Lancet, 2014, 383 (9913): 245-254.

［2］ Liu L P, Wang D, Wong K S, et al. Stroke and stroke care in China: huge burden, significant workload, and a national priority [J]. Stroke, 2011, 42 (12): 3651-3654.

［3］ 陆颖，李洁，肖斌，等. 国外太极拳临床研究现状与思考 [J]. 中国中西医结合杂志，2013, 33 (12): 1717、1728、1719-1721.

［4］ Wang C C, Schmid C H, Rones R, et al. A randomized trial of tai chi for fibromyalgia [J]. New England Journal of Medicine, 2010, 363 (8): 743-754.

［5］ Li F Z, Harmer P, Fitzgerald K, et al. Tai chi and postural stability in patients with Parkinson's disease [J]. New England Journal of Medicine, 2012, 366 (6): 511-519.

［6］ Taylor-Piliae R E, Haskell W L. Tai Chi exercise and stroke rehabilitation [J]. Topics in Stroke Rehabilitation, 2007, 14 (4): 9-22.

［7］ Ding M. Tai Chi for stroke rehabilitation: a focused review [J]. American Journal of Physical Medicine & Rehabilitation, 2012, 91 (12): 1091-1096.

［8］ 王桂茂，齐瑞，严隽陶. 中风偏瘫步态的生物力学及其运动学特征分析 [J]. 中国组织工程研究与临床康复，2007 (40): 8169-8172.

［9］ 伯格曼，彼得森. 美式整脊技术：原理与操作 [M]. 3 版，王平，译. 天津：天津科技翻译出版有限公司，2013: 18-19.

［10］ Wang Z K, Hu S B, Sang S P, et al. Age-Period-Cohort Analysis of Stroke Mortality in China: Data From the Global Burden of Disease Study 2013 [J]. Stroke, 2017, 48 (2): 271-275.

［11］ 姜荣荣，陈艳，潘翠环. 脑卒中后上肢和手运动功能康复评定的研究进展 [J]. 中国康复理论与实践，2015, 21 (10): 1173-1177.

［12］ 何雯，王凯. 脑卒中后上肢功能康复研究进展 [J]. 中国康复理论与实践，2014, 20 (4): 334-339.